암을 이기는 기술, 핵산의 저속 노화 혁명

암을 이기는 기술,
핵산의 저속 노화 혁명

2025년 10월 31일 초판 인쇄
2025년 11월 10일 초판 발행

감수	송병기
편저	뇌 건강 연구원
편집	이주리
발행인	박종수
발행처	(유)태평양저널
공급처	(유)한국영상문화사
등록번호	1991년 5월 3일 (제2017-000030)
주소	서울 영등포구 신길로 23길 32
전화	(02) 834-1806-7
팩스	(02) 834-1802
이메일	parkk3689@hanmail.net

ISBN 979-11-94974-05-5   03510
정가 18,000원

이 책은 저작권법에 따라 보호받는 저작물이므로 무단 전제와 무단 복제를 금합니다.
잘못 만들어진 책은 바꾸어 드립니다.

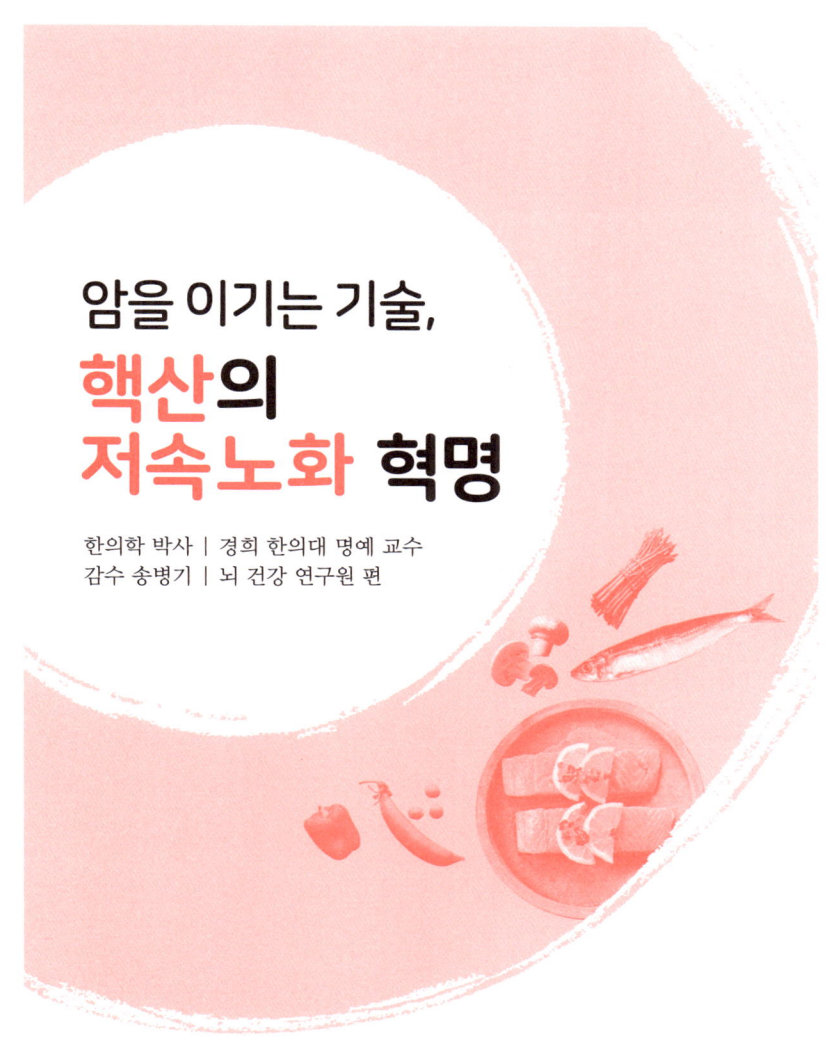

암을 이기는 기술,
핵산의 저속노화 혁명

한의학 박사 | 경희 한의대 명예 교수
감수 송병기 | 뇌 건강 연구원 편

(유)태평양저널

PROLOGUE

시작하면서

지금으로부터 약 40년 전의 일이다. 나는 서울의 한 도서관에서 '생명을 유지하는 유전자'라는 제목의 책을 처음으로 접한 이후 매우 묘한 흥분과 감동을 느껴 당시에는 아직 미개척 분야였던 유전자 연구에 매진하게 되었다. 그러던 중 15년 전에 암에 걸려 '앞으로 수개월밖에 남지 않았다'는 선고를 받게 되었다.

그리고 그 때 나는 아는 분으로부터 소개받은 천연의 묘약 덕분에 기적적으로 생명을 건질 수 있었다. 그리고 그 약이 핵산으로 만들어졌다는 것을 알고 깜짝 놀라지 않을 수 없었다. 핵산은 유전자 DNA를 구성하고 있는 중핵 물질이기 때문이다. 나는 내가 독자적으로 연구해 온 유전자에 의해, 정확히는 유전자 구성 물질에 의해 살아날 수 있었던 것이다.

요즘은 '핵산이 모든 성인병에 효과가 있다'고 대대적으로 선전되고 있다. 하지만 핵산이라는 말이 그다지 알려져 있지 않았으며 그 당시부터 오늘날까지 '핵산이 어떻게 나의 암을 구제했을까?'라는 명제가 나의 필생의 연구 테마가 되고 말았다.

이제부터 내가 이 책을 통해 소개하는 것은 그러한 몇 십 년에 걸친 연구 성과이다.

그 중에서도 기적적으로 나를 구해 준 〈초핵산 CMI 핵산〉은 원료와 제조 방법에 관해 오랫동안 시행 착오를 거듭해 왔다. 그런 보람이 있었는지 나와 마찬가지로 암으로 고통 받던 많은 분들로부터 반가운 소식을 많이 듣는다. 또 암뿐만 아니라 간염과 간경변 등의, 지금도 증가 중인 당뇨병, 그리고 류머티스와 아토피성 질환 등 다양한 질병에 효과가 있다는 사실이 밝혀졌다. 더욱이 이 〈CMI 핵산〉의 빠른 효과에는 크게 놀라지 않을 수 없었다.

나에게 있어서 유전자를 둘러싼 요즘의 상황은 정말로 감개가 깊다. 지금까지 전 세계의 유전자 연구 덕분에 암은 유전자에 의한 병이라는 사실이 밝혀져 있다. 그리고 인간 게놈 계획 등에 의해 유전자의 해명이 더욱 진행되면 불치의 병이라고 하는 암에도 새로운 광명이 비치게 될 것이라고 생각한다.

유전자 치료는 앞으로 더욱 발전할 것이다. 21세기는 바로 이 유전자의 시대이다. 유전자의 병을 유전자로 다스리는 시대가 시작된 것이다. 유전자 치료는 앞으로 더욱 **빠르게** 발전해 나갈 것이라고 생각한다.

2025년 10월
뇌 건강 연구원 편

목차

시작하면서 ··· 4
참고 사항 ··· 12

1부 암과 CMI핵산

1. 인간이 암에 걸리는 이유 ··· 16
- '앞으로 1개월'에서 탈출하다 ·· 16
- 모든 사람이 가지고 있는 암 유전자 ······························· 20
- 이니시에이터와 프로모터 ··· 23
- 암은 어째서 무서운 병인가? ··· 26

2. 유전자와 핵산의 관계 ··· 31
- 핵산만으로 암을 이기다 ··· 31
- 간암 수술을 한 T씨의 경우 ··· 31
- 유방암 수술을 받은 M씨의 경우 ··································· 33
- 유전학의 정체 ··· 34
- DNA란? ·· 36
- 유전자의 정체 ··· 38
- RNA의 역할 ·· 40

3. 핵산은 어째서 암에 효과가 있나? ································ 43
- 생명체에 필요 불가결한 핵산 ······································· 43
- 병원에서도 암 치료에 이용한다 ···································· 47

- 어째서 병용하는 것이 좋은가? ·············· 49
- 〈CMI핵산〉으로 암을 이기다 ·············· 51

4. 공포의 존재 활성 산소 ·············· 56
- 활성 산소가 인류를 멸망시킨다 ·············· 56
- 유전자까지 파괴하다 ·············· 57
- 끊임없이 만들어지는 활성 산소 ·············· 60
- 활성 산소의 원래의 역할 ·············· 61
- 활성 산소는 왜 공포의 대상이 되고 있나? ·············· 63
- 흡연 ·············· 64
- 약품, 농약, 대기 오염에 의한 발생 ·············· 65
- 방사선과 자외선 ·············· 67
- 허혈 상태에 빠졌을 때 ·············· 69

5. 손상된 세포를 회복시키는 핵산 ·············· 72
- 당신은 정말로 건강하신가요? ·············· 72
- 해독 효소 SOD ·············· 74
- 항산화제로서의 비타민 ·············· 77
- 최근에 주목받는 요산의 효과 ·············· 81
- 핵산이 왜 좋은가? ·············· 83

6. 핵산 효과의 비밀 ·············· 86
- 나 자신이 경험자 ·············· 86
- 〈CMI핵산〉의 비밀-1 ·············· 88
- 〈CMI핵산〉의 비밀-2 ·············· 91

- 〈CMI핵산〉의 비밀-3 ·············· 95
- 명현 반응에 대하여 ·············· 101

7. 나도 핵산으로 암을 극복했다 ·············· 104
- 방광암-"정말로 항암제를 맞고있단 말이요?" ·············· 104
- 난소암-모두가 건강한 나를 구경하러 왔다 ·············· 106
- 자궁암-처음에는 머리카락에 윤기가 ·············· 108
- 급성 간염-한 번은 저승의 문턱까지 갔지만 ·············· 109
- 간경변-지금 살아 있다는 것이 신기할 정도 ·············· 111
- C형 간염-간염이 어디론가 사라졌다 ·············· 112
- 부정맥과 협심증-몸이 점점 가벼워지다 ·············· 114
- 류마티스-이제는 외출이 두렵지 않다 ·············· 116
- 알레르기성 비염-심할 때는 구급차로 병원에 ·············· 117
- 탈모증-모공때문에 ·············· 118
- 무좀-깨끗한 핑크색으로 변한 피부 ·············· 120

2부 핵산과 젊음

1. 유전자 과학의 대발견 ·············· 122
- 세포가 건강하고 젊지 않으면 ·············· 122
- 최초의 기적 ·············· 125
- 현대 의학의 대발견, DNA 분자 구조의 규명 ·············· 128
- 마법의 분자, 핵산의 에너지 효과 ·············· 130

- 핵산 이론 ·· 133
2. 신체의 노화 ·· 143
    - 피부의 노화 ·· 143
    - 탈모, 백발 약이나 해초로 치료될 수 있다 ············· 149
    - 체력의 저하, 운동 부족이 원인은 아니다 ·············· 152
    - 뼈와 뇌, 시력의 노화 ···································· 158
    - 간 기능의 저하와 성욕의 감퇴 ·························· 166
    - 잘못된 식습관이 노화를 재촉한다 ······················ 170
    - 가공 식품과 자연식 애호가, 부드러운 요리 ··········· 176
3. 고핵산 식이 요법의 효과 ································· 188
    - 분자 생물학이 발견한 핵산 식이 요법 ················· 188
    - 인간의 세포를 지배하는 DNA와 RNA의 비밀 ········ 189
    - DNA의 숙명 ··· 193
    - DNA의 기능이 저하되지 않으면 ······················· 194
    - 핵산은 식품에서만 섭취할 수 있다 ···················· 197
    - 핵산은 DNA의 즉각적인 반응을 유도한다 ············ 198
    - 핵산이 세포의 활력을 좌우한다 ························ 201

3부 고핵산 식이 요법

1. 식이 요법의 종류 ·· 208
    - 고핵산 식이 요법1; 정어리 요리 ······················· 211

CONTENTS

- 고핵산 식이 요법2: 연어 요리 ……………………………… 217
- 고핵산 식이 요법3: 해물 요리 ……………………………… 219
- 고핵산 식이 요법4: 생선 요리 ……………………………… 226
- 고핵산 식이 요법5: 간 요리 ………………………………… 229
- 고핵산 식이 요법6: 순무 요리 ……………………………… 233
- 고핵산 식이 요법7: 콩 요리 ………………………………… 235
- 고핵산 식이 요법8: 야채 요리 ……………………………… 240
2. 고핵산 식이 요법의 효과를 높이는 세 가지 원칙 …… 245
3. 비타민제의 병용, 효과를 배로 높인다 ………………………… 249
4. 외식할 때도 음식을 가려 먹는다 ……………………………… 252
5. 고핵산 식이 요법을 직접 체험해 보자 ……………………… 255

별책부록 **핵산 체크 리스트** ………………………………………… 257

핵산(nucleic acid)

생물의 세포의 핵과 세포질에 포함된 가장 중요한 화학 물질로서, 염기(퓨린 및 피리미딘 염기)와 펜토오스(5탄당으로, 리보오스 또는 디옥시리보오스)와 인산으로 이루어진 고분자 물질. 유전, 생존, 번식에 없어서는 안 될 물질로, 지구상의 생물은 가장 간단한 구조의 바이러스로부터 인간에 이르기까지 핵산에 의지해 생명을 유지한다.

5탄당(炭糖)의 리보오스 또는 디옥시리보오스와 인산이 번갈아 연결된 사슬 모양의 고분자 화합물로, 당 부분에 1분자씩 염기가 결합해 있다.

당 부분의 종류에 따라 리보오스일 때는 RNA(리보핵산), 디옥시리보오스일 때는 DNA(디옥시리보 핵산)라고 한다.

DNA에서 염가는 아데닌, 시토신, 구아닌, 우라실의 4종을 기본으로 하고, DNA에서는 우라실 대신 티민이 들어간다.

생체 내에서 유전자의 본체로서, 또 단백질 합성에 있어 기본적인 작용을 맡고 있다.

참고 사항

새우 : 항산화 성분과 단백질이 풍부해 건강식으로도 각광받는다. 아울러 아스타잔틴이라는 항산화 물질로 세포 노화를 방지하고 심혈관 질환 예방에 도움을 준다.

간류 : 호박씨, 참깨, 아마씨, 캐슈넛, 아몬드, 해바라기씨, 호두 등 견과류 외 씨앗도 좋은 아연을 우리 몸의 필요한 공급원이다. 간식에 식사후 추가로 섭취하면 건강에 좋다고 한다.

꽃게 : 꽃게는 단백질이 풍부하고 지방은 적고 큰 장점은 저지방, 혈중 콜레스테롤을 안정시켜주는 타우린과 뇌 건강을 돕는 오메가-3 지방산 까지 풍부하고, 기억력과 집중력 향상에도 도움을 준다고 한다.

정어리 : 작은 크기에 비해 몸에 알차게 들어간 단백질과 지방질이 좋다. 다른 등푸른 생선류와 달리 먹이 사슬에서 밑에 있기 때문에 수은 등 중금속으로부터 비교적 안전하다.

연어 : 단백질 함량이 높은 건강식으로 즐기기도 하고 특히 연어에는 오메가-3 지방산이 풍부하다.

대합 : 소변을 잘 나가게 하는 이수(利水) 등의 효능이 있다. 또 오장을 윤활하게 하고 항암 작용을 한다. 가래가 많고 기침, 갑상선, 헛배가 부르고 가슴이 답답한 증상, 변비가 있는 분들은 대합 조개를 삶아 먹는다.

콩 : 콩에는 없던 신비의 비타민C가 생긴다. 식물치고는 지방과 단백질 함량이 매우 높다. 그래서 종종 "밭에서 나는 소고기"라는 별명으로도 불린다.

순무 : 칼로리 낮고, 식이 섬유 풍부한 식품이다. 순무에는 '글루코시놀레이트'라는 체지방 분해와 항산화 작용을 돕는 식물성 화합물이 다량 함유되어 있다.(다이어트 보조 식품이다)

시금치 : 시금치는 상술되었듯 너무나도 몸에 좋은 건강 식품이라는 사실은 변하지 않으며 비타민A가 풍부해 건강한 피부와 노화를 늦추는 데에는 훌륭한 채소이다.

양송이 : 양송이버섯에는 항산화 성분인 셀레늄과 리놀레산(133.11mg)이 포함되어 있어 암 예방에 도움을 준다. 셀레늄은 유전자 손상을 방지하고 세포의 자가 파괴 과정을 유도하여 암세포의 성장을 억제한다. 또한 민감성 암, 유방암과 전립선암의 위험을 줄여 준다.

- **비타민 A :** 소나 돼지의 생간, 칠성장어, 달걀 노른자, 멍게, 시금치, 부추, 무청, 차조기 잎, 해조류, 버터, 녹차 등에 많이 들어있다.

- **비타민 B :** 장어, 소와 돼지의 생간, 육류, 메추리 알, 베이컨, 콩과 가공식품, 표고버섯등에 많이 들어있다.

- **비타민 E :** 쌀이나 밀 등의 곡류. 배아유, 평지, 시금치, 인삼, 녹황색 채소, 콩이나 팥, 낙화생, 콩으로 만든 가공품, 깨 등에 많다.

- **필수 아미노산 :** 이것은 단백질을 형성하는 성분이다. 식물성 단백질의 대표적인 식품인 콩에 다량으로 함유되어 있다.

이상 외에도 메뚜기, 참마, 파, 인삼, 샐러드, 아스파라거스, 수박씨, 달래, 밤, 다시마 등

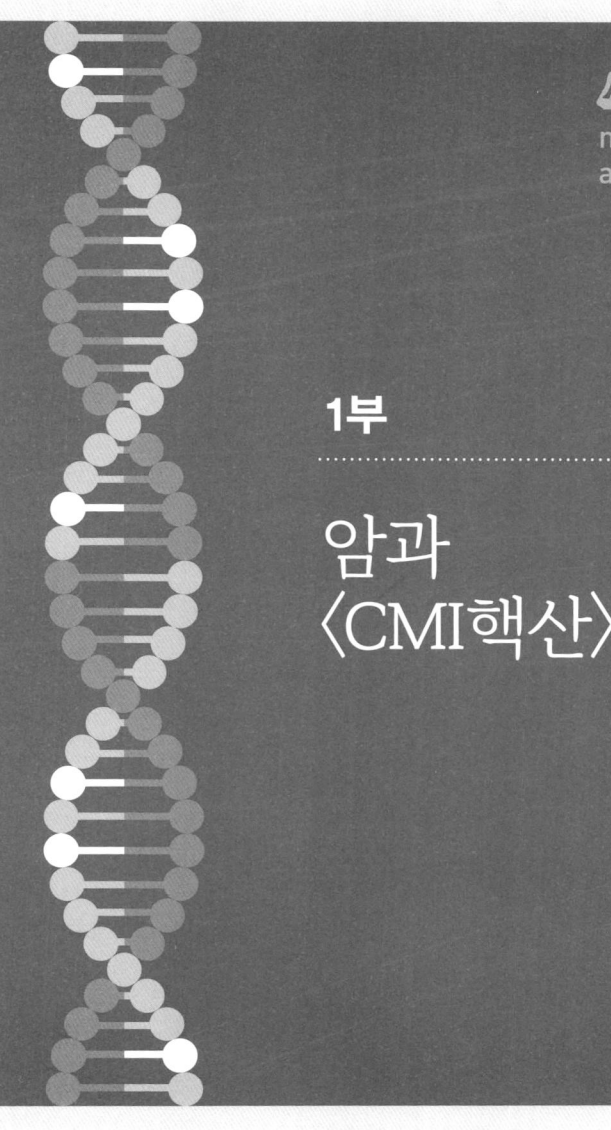

1부

암과 〈CMI핵산〉

1. 인간이 암에 걸리는 이유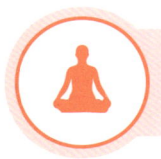

■ '앞으로 1개월'에서 탈출하다.

불쑥 이런 이야기를 꺼내서 매우 쑥스럽지만 먼저 나의 경험담을 한 가지 소개하겠다.

올 6월 말에 있었던 일이다. 〈초핵산 CMI핵산〉을 이용하고 계시는 분으로부터 한 통의 편지를 받았다. 당사자의 남편이 보낸 것인데, 1년 전에 자궁암으로 한 달밖에 살지 못할 것이라는 진단을 받았던 그의 부인이 얼마 전 1년 만에 검진을 한 결과가 완전히 정상으로 나왔다는 놀라운 소식이었다. 약간 길기는 하지만 그 편지의 내용을 소개하고자 한다.

선생님 그 동안 어떻게 지내고 계십니까?

지난번에는 정말로 큰 도움을 받았습니다. 덕분에 아내는 1년만의 검진을 위해 얼마 전 대학 병원에 열흘 동안 입원했는데, 전이(轉移)도 재발도 없이 정상이라는 진단을 받아 온 가족이 안도의 한숨을 쉬었습니다.

1부 · 암과 〈CMI핵산〉

　돌이켜 생각해 보면 1년 전이었던 작년 2월, 아내가 집에서 다량의 출혈을 하여 근처 병원으로 달려가, '말기 자궁암이며 앞으로 1년 이상 살지 못할 것이다'라는 진단을 받고 그 자리에서 다시 의대 부속병원으로 후송되었을 때, 저는 구급차 안에서 만약의 사태까지 각오하지 않을 수 없었습니다.

　지금 생각해 보면 그 때의 일이 마치 꿈을 꾼 것만 같습니다. 그 때의 상황을 말씀드리자면, 아내는 심한 출혈로 인해 몸이 극도로 쇠약해져 있었기 때문에, 약 열흘 동안 수혈을 받았지만 주치의의 진단 결과는 '수술은 이미 무리' 라는 것이었습니다. 그래서 그 후에 방사선 치료와 온열 치료가 시작되었는데, 그 때 아는 분이 하도 열심히 권유하기에 병원 치료를 하면서 〈CMI핵산〉을 먹기 시작했습니다.

　아내는 어떤 종교를 믿고 있었기에 처음에는 〈CMI핵산〉 뿐만 아니라 영지버섯 등의 한약을 먹는 것도 거부했습니다. 하지만 이미 수술도 할 수 없는 최악의 상태였기에 저도 필사적이 아닐 수 없었습니다.

　저는 몇 번이나 아내를 설득하여 지인이 가르쳐 준 대로 〈CML핵산〉을 먹게 했습니다. 추천해 준 분으로부터 놀라운 사례를 많이 들었기 때문에 기도하는 심정으로 회복을 빌었습니다.

　그런데 그것이 정말로 효과가 있었습니다.

　몸무게가 20kg이나 줄어 예전의 모습이 완전히 사라졌던 아내가 저도 모르는 사이에 기운을 되찾았으며 치료를 시작한 지 2주일 만에 식사까지 하게 되었습니다. 그리고 신기한 일은 병원의 의사 선생님이 말씀하시던 치료에 의한 부작용이 없었다는 것입니다.

같은 치료를 받고 있던 다른 분들은 머리카락이 빠지거나 심한 구토로 인해 식사를 전혀 못하고 있었습니다.

지금 생각해 보면 그것이 치료에 아주 좋은 효과를 낼 수 있는 요인이 아니었나 하고 혼자 상상해 봅니다. 〈CMI핵산〉 덕분에, 부작용이 없었기 때문에, 방사능 등의 효과가 충분히 생겨났던 것이 아닐까요? 어쨌든 아내는 빠른 속도로 회복되기 시작하더니 놀랍게도 입원한 지 석 달 만에 퇴원할 수 있었습니다. 그 때 뢴트겐 사진 속에 자리 잡고 있던 검은 그림자는 거의 사라지고 없었습니다. 그것을 보면서 담당 의사는 "부인의 생명력이 강했기에 이런 일이 일어난 걸까요?" 하고 중얼거리며 고개를 갸우뚱했습니다. 그 때의 일을 생각하면 저는 아내처럼 종교를 믿지는 않지만 지금도 '기적'이라는 말을 마음속으로 중얼거리게 됩니다.

그 후의 검진에서도 이상은 발견되지 않았습니다. 덕분에 1년 만의 재검진에서도 의사 선생님으로부터 '순조롭다'는 말을 들었습니다. 아내는 지금도 하루에 3번, 〈CMI핵산〉을 마시고 있습니다. 지극히 건강한 모습이라 제가 보기에는 오히려 이상하게 느껴질 정도입니다.

이제 1년밖에 안 되었으니 아직 마음을 놓기에는 이르지만, 일단은 안심하고 있습니다. 정말 감사합니다.

나는 지금까지 이런 내용의 편지를 셀 수 없을 정도로 많이 받았다. 한데 제일 먼저 이 편지를 소개하는 데에는 이유가 있다.

그것은 이미 앞에서 말한 것처럼, 나 자신도 15년 전에 암에 걸렸다는 진단을 받고 병원에 16번이나 입원하여 수술을 7번이나 받았다. 그리고 이 부인과 마찬가지로 병원 치료와 병행하여 〈CMI핵산〉을 계속해서 마셔 왔다. 물론 지금도 매일 마시고 있다. 그러므로 현재 병원의 치료 방법과 효과에 대해 그들을 부정할 생각은 털끝만큼도 없다. 오히려 이 남편이 말한 것처럼 〈CMI핵산〉의 우수성은 방사선과 항암제 투여에 의한 격심한 부작용을 최대한으로 억제하여 치료의 효과를 극대화하는 데 있는 것이다. 이것은 〈CMI핵산〉을 이용한 대부분의 사람들이 증언하고 있다.

분명히 최근에는 병원에서의 암 치료 상황이 약간 바뀌어 부작용을 동반하는 방사선과 항암제를 예전처럼 많이 사용하지 않는 경향으로 흐르고 있다. 그러나 그러한 치료법이 지금도 주류인 것에는 변함이 없다. 그리고 암 자체보다 부작용에 의해 면역력과 체력의 저하를 초래하여 여러 가지 합병증과 감염증으로 사망하는 환자들이 참으로 많다.

나중에 상세히 다루겠지만 방사선과 항암제는 분명히 암 세포를 공격하는 물질이다. 그러나 그와 동시에 정상적인 세포도 파괴하게 된다. 그런데 핵산을 다량으로 함유한 〈CMI핵산〉을 병용하면 정상 세포의 파괴가 극히 억제되고, 다량으로 먹으면 오히려 신진대사를 촉진하여 세포 활동이 억제됨으로써 면역력과 체력이 떨어지는 것이다. 그래서 이미 일부 의료 기관에서는 수술 후의 링거 주사에 핵산을 혼합하거나, 암의 영양 요법에 핵산을 이용하는 방법을 택하고 있다.

그렇다면 핵산은 어째서 그렇게도 유효한 것인가? 이 점에 대해서는 뒤에서 천천히 설명하기로 하고 그 전에 암이라는 병에 대해서 알아보도록 하겠다. 사람에게만 한하는 것은 아니지만 어째서 사람은 암에 걸리는 것일까?

이 점에 대해서는 유전자 연구가 발전한 현재 상당히 많은 사실들이 밝혀졌다. 그리고 그 원인을 알게 되면 어째서 핵산이 암에 유효한지도 잘 이해할 수 있을 것이라고 생각한다.

■ 모든 사람이 가지고 있는 암 유전자

지금도 암의 정체가 다 밝혀진 것은 아니다. 치료하기가 이토록이나 힘든 것도 그 원인이 그만큼 복잡하기 때문일 것이다. 그러나 방금 말한 것처럼 오랫동안 계속된 연구 덕분에 오늘날에는 여러 가지 사실이 밝혀진 상태이다. 그 중에서도 가장 획기적인 사실은 암 바이러스와 암 유전자를 발견한 것이다.

암 바이러스는 이미 1930년대에 발견되었지만, 암 유전자가 발견된 때는 바로 50년 전인 1976년이다. 이 암 유전자는 미국의 파모스와 비숍에 의해 닭의 육종(암의 일종) 속에서 발견되었는데 이 사건은 당시의 의학계에 커다란 충격을 주었다. 이에 의해 두 사람은 노벨 생리.의학상을 수상했다.

그 때까지 암이라는 병은 일반적으로 바이러스 등의 병원균에 의해 외부에서 초래되는 것이라고 생각하고 있었다. 그런데 이 암 세포의 발견으로 인해 소위 암 가계(家系)를 가진 사람뿐만 아니라, 인간은 누구나 태어나면서부터 암세포를 만들어 내는 유전자를 가지고 있다고 하는 너무나도 충격적인 사실이 판명되었던 것이다. 그리고 그 후의 연구에서 인간의 세포 속에는 20종 이상의 암 유전자가 존재하고 있다는 사실이 밝혀졌다.

유전자에 대해서는 제2장에서 상세히 설명하겠지만, 이 암 유전자의 경우, 사람의 방광암의 세포에서 유전자를 채취하여 그 구조를 조사해 보았더니, 염기 배열(문자 배열이라고 함)의 불과 한 곳만이 정상 세포와 배열 방식이 달랐다. 그래서 이 암 유전자는 정상 유전자와는 다른, 잘못된 단백질을 만들어 내어 그에 따라 진짜 세포가 암으로 변해 가는 것으로 현재는 추정한다.

그런데 누구나 태어나면서부터 이러한 유전자를 가지고 있다면 어째서 모든 사람이 암에 걸리지 않는가 하는 의문이 당연히 일어나게 된다. 이 점에 대해서도 유전자 연구의 발전이 큰 성과를 올리는 중이다.

그것은 이러한 세포가 암으로 발전하는 것을 방지해 주는 유전자도 있다는 것이 판명되었기 때문이다. 1987년에 발견된 이 유전자는 암 억제 유전자라고 불리며, 세포가 암으로 진행하는 것을 발견하면 명령을 내려 암으로 변한 그 세포를 자살시키는 작용을 한다는 것을 알게 되었다. 더욱이 암의 종류에 따라 명령을 내리는 암 억제 유전자도 다르며 지금까지 몇 종류가 확인된 상태이다. 또 소위 암 가계를 가진 사람들에게는 이 암 억제 유전자에 문제가 있거나 빠져있는 경우가 많다는 사실도 밝혀졌다.

그러고 보면 암은 마치 선천적인 유전적 질병인 것처럼 생각될지도 모르지만 그렇지는 않다. 유전자에 의해 일어나는 병이기는 하지만 결코 유전병은 아닌 것이다. 즉, 나이와 함께 노화하거나 다양한 원인에 의해 암 유전자가 활성화되거나 또는 암 억제 유전자가 작용하지 않게 되어서 일어나는 병, 그것도 극히 현대적인 병이라고 나는 생각한다. 더욱이 암 유전자는 누구나 가지고 있으며 오늘날에는 40세를 넘기면 거의 대부분의 사람들에게서 세포의 암화(癌化)가 시작되는 것으로 알려져 있다.

참고로 말하자면, 극히 최근에는 이 암 유전자의 이상을 소개함으로써 암화를 조기에 발견하는 검사법이 개발되어 있다. 얼마 전 일본의 한 회사가 개발한 췌장암의 유전자 검사법 등은, 췌액에서 유전자를 추출하여 그 이상 유무를 조사하는 것으로 결과가 하루 만에 나오기 때문에, 종래의 검사법에 비해 훨씬 빨라졌다고 한다.

■ 이니시에이터와 프로모터

　방금 이야기한 것처럼 암 유전자는 모든 사람들이 가지고 있다. 그러나 유전병은 아니기 때문에, 암 유전자를 가지고 있는 것만으로는 암이 되지 않는다. 다시 말하자면 이 암 유전자를 자극하거나, 자극시켜서 그 작용을 활성화시키는 무언가가 없으면 암으로 발전하지는 않는다는 것이다. 그리고 그러한 것을 만드는 것으로 추정되는 물질이 이니시에이터와 프로모터라고 하는 것이다.

　먼저 이니시에이터는 변이원(變異原)이라고도 하며, 대표적인 것으로는 바이러스가 있다. 지금까지는 바이러스에 대해서도 많은 사실이 밝혀져, 예를 들면 여러분도 잘 알고 있는 간암을 일으키는 B형．C형 간염 바이러스, 위암의 원인이 되는 EB 바이러스, 또 자궁암과 피부암, 식도암 등에서는 히토파필로마 바이러스라는 것이 알려져 있다.

　인간의 편평상피세포에 암을 발생시키는 것으로 알려진 히토파필로마 바이러스는 그 형태가 68종류나 된다. 그리고 에이즈(카포시육종)를 발병시키는 에이즈 바이러스도 있다. 다만 외부에서 침입해 오는 이들 바이러스가 직접적으로 암 세포를 만들어내는 것은 아니고, 어디까지나 각각의 암 유전자를 자극하거나 손상을 입혀 활성화시키는 것이다. 즉 유전자의 이상(변이)을 일으키는 직접적인 원인(변이원)이 되는 셈이다.

　다음에 이니시에이터로서 최근에 부각되고 있는 것인 활성 산소라는 것이다. 이 활성산소에 대해서는 핵산과도 깊은 관련이 있기 때문에 뒤에서 상세히 설명하겠지만 프리래디컬, 또는 나쁜 산소 등으로도 불리는 이 산소는 지금은 암 이외에도 뇌졸중이나 심근경색, 동맥경화, 당뇨병 같은 수많은 성인병, 또 아토피성 피부염, 백내장, 간염, 위궤양, 십이지장궤양 등 수많은 질병의 원인이 된다는 사실이 밝혀졌다.

게다가 더욱 나쁜 것은 산화력이 극히 강한 이 활성산소는 흡연이나 심한 흡연을 했을 때, 스트레스가 높아졌을 때, 자외선과 방사선을 쐬었을 때, 또 여러 가지 식품 첨가물과 식품 속의 잔류 농약, 자동차와 공장의 배기 가스에 의해서도 우리 몸 안에 대량으로 발생한다는 사실이다. 그러니 암과 성인병에 걸리지 않는 것이 오히려 이상할 정도이다.

어쨌든 이 활성 산소가 우리 몸 안에서 지방을 산화시키고, 그에 따라 생긴 과산화 지질에 의해 유전자가 손상되어 암 유전자가 활성화되거나 암 억제 유전자의 작용이 둔화되어 암화(癌化)가 일어난다는 것이 현대의 정설이다. 그리고 유전자뿐만 아니라 이 과산화 지질은 세포의 단백질과 우리 몸에 없어서는 안 되는 산소까지 손상시키기 때문에 성인병 등의 많은 질환까지 불러일으키는 것이다.

그 밖에 우리의 일상 생활 속에 있는 발암 물질로는 소철의 열매 속에 들어있는 사이카신이라는 물질, 습기 찬 땅콩이나 옥수수에 생기는 곰팡이에 함유되어 있는 아프라톡신, 그리고 아파트나 빌딩의

해체 현장에서 날아다니는 아스베스트(석면) 등이 이니시에이터라고 생각되고 있다.

그리고 암화의 직접적인 원인이 되는 이들 이니시에이터 말고도 암화를 촉진하는 것이 또 있다. 그것이 바로 잘 알려진 담배, 알코올, 커피 같은 독극물이다. 담배의 해악이 담배를 피우지 않는 사람에게까지 미친다는 것은 이미 알려진 사실이지만, 이런 자극 물질을 오랫동안 일상적으로 섭취하면 결국 바이러스와 활성 산소에 의해 암화된 상태를 더욱 빠르게 촉진하게 된다. 이렇게 매일 암화를 촉진해 가는 것을 프로모터라고 하며 만성 자극이라고도 한다.

예를 들어 지금까지 담배의 해악에 대해서는 많이 알려져 있지만 담배를 피우는 사람은 피우지 않는 사람에 비해 폐암에서는 4~5배, 후두암에서는 2~3배나 걸리기 쉽다는 사실이 밝혀졌다. 또 미국이나 일본에서 행한 여러 가지 조사에 따르면, 비흡연자인 아내가 폐암에 걸릴 확률은 흡연자인 남편이 피우는 담배 개수에 비례한다는 사실이 증명되었다. 담배의 불이 붙은 쪽에서 나오는 생연기에는 피운 후에 나오는 연기에 비해 무려 5배나 되는 강력한 발암 물질(니트로사민)이 들어 있다고 한다.

이와 같이 암이라는 질병은 하루아침에 발생하는 것이 아니다. 이니시에이터와 프로모터가 작용함으로써 서서히 세포의 암화가 진행되어 가는 것인데, 더욱이 그러한 과정에서 무서운 암 세포가 태어나기 위해서는 여러 번에 걸친 돌연변이가 되풀이된다고 알려져 있다.

핵산의 저속 노화 혁명

■ 암은 어째서 무서운 병인가?

그리하여 일단 암 세포가 생기면 암 세포는 우리의 몸 안에서 무한하게 증식을 되풀이한다. 아시는 바와 같이 암 세포의 증식 속도는 매우 빠르다. 인간의 체내에서 가장 세포 분열이 왕성한 소장의 점막 세포 다음으로 빠르다고 한다. 하루에 50~60개가 새로 나는 머리카락 모구부의 세포 분열보다도 훨씬 빠른 것이다.

예를 들어 말하자면 내시경 등에 의한 암의 조기 발견에서는 1g 이하의 암 세포는 발견이 불가능한 것으로 되어 있다. 그런데 이 1g 에까지 암 세포가 성장하는 데는 무려 5년에서 15년이나 되는 많은 세월이 걸리지만(조기암), 일단 1g으로 성장汗 후에는 증식 속도가 기하급수적으로 빨라져 전이성 진행암이 되기까지 불과 수개월에서 1~2년밖에 걸리지 않는다. 때문에 자각 증상이 있어 병원에 갔을 때는 이미 때가 늦은 경우가 종종 있는 것이다.

암의 무서운 점은 '침윤'과 '전이'에 있다고 흔히들 말한다. 침윤이란 암 세포가 무한하게 증식하여 주변의 세포를 파괴해 가는 것을 말한다. 만약 정상 세포라면 다른 종류의 세포를 만났을 때, 세포 분열을 정지하거나 횟수를 줄이든지 하여 상황에 적응하려 하는데 암 세포는 그렇지 않다. 대책 없이 한없이 증식을 계속하여 주변의 세포들에 침식해 들어가는 것이다.

그리고 암 세포는 잘 흩어지는 성질이 있기 때문에 혈관이나 림프관을 통해 온몸으로 전이해 간다. 더욱이 방금 말한 것처럼 전이 속도가 빨라서, 전신을 침식하는 데 몇 개월에서 1년밖에 걸리지 않는다. 그리고 정상 세포와 달리 무한하게 증식해 가는 암 세포는 전신을 좀먹어 생체가 죽음에 이르기까지 활동을 멈추지 않는다. 암의 무서움은 바로 여기에 있는 것이다.

정부가 발표한 인구 동태 통계에 따르면 암은 1981년 이후 줄곧 사망 원인들 중의 1위를 차지하고 있다. 그리고 이 암에 의한 사망자들이 해마다 늘고 있어 1994년에는 암으로 인한 사망자가 24만 3585명에 이르렀다.

이 숫자는 그 전해에 비해 약 8,000명이나 늘었으며, 전체 사망자의 27.8%를 차지하고 있다. 교통 사고와 자해 등에 의한 사망자를 포함하여 무려 4명 중 1명이 암으로 죽은 것이다.

또 최근의 경향으로 보면 지금까지 1위였던 위암이 줄고 대신 폐암으로 사망하는 사람들이 늘어난다. 여성에서는 자궁암이 줄고 유방암과 난소암이 느는 중이다. 폐암의 원인은 7% 이상이 흡연에 있다고 하며, WHO(세계보건기구)의 조사(92년도)에 따르면 일본이 세계 제일의 담배 소비국으로 거론되고 있다. (미국의 1~2배. 영국의 1~6배).

일반적으로 발암의 원인은 식생활이 35%, 담배가 30%. 바이러스가 10%라고 알려져 있는데, 이것도 역시 오늘날의 식생활의 변화와 편식이 문제인 것 같다. 그 중에서도 동물성 지방의 과다 섭취, 지나친 음주, 그리고 과산화 지질이 많이 함유된 감자 칩과 인스턴트 식품, 그 밖의 여러 가지 식품 첨가물과 식품 속의 잔류 농약, 다량의 항생 물질을 투여한 양식 물고기, 거기에 또 수돗물에까지 트리할로메탄이라고 하는 발암 물질이 포함되어 있다.

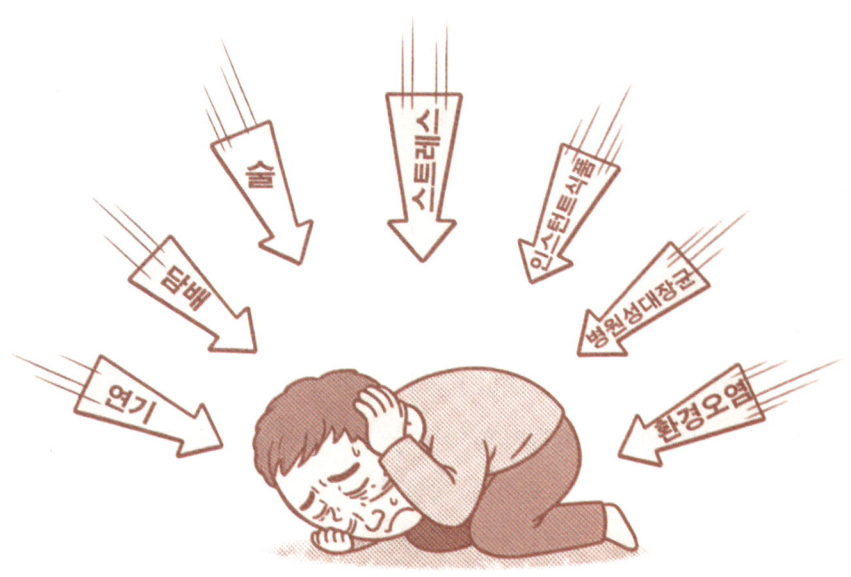

또 전국적인 소동이 벌어졌던 병원성 대장균 O-157등의 병원균도 체내에 들어가면 발암의 원인이 되는 활성 산소를 대량으로 발생시킨다.

식생활뿐만이 아니다. 스트레스 사회라고 불리는 지금의 우리나라는 일과 출·퇴근, 인간 관계, 자녀 양육, 취직과 교육 문제, 불황에 의한 생활고, 미래에 대한 불안, 심지어는 과격한 다이어트에서 재해에 이르기까지 매일같이 초조와 불안이 쌓이고 있는 상황이다.

이미 말한 것처럼 이러한 스트레스도 활성 산소를 발생시키는 원인이 된다. 때문에 스트레스를 해소하려고 과격한 운동 등을 하게 되면 더욱 많은 산소를 만들어내고 마는 참으로 기막힌 악순환에 빠지게 되고 마는 것이다.

그리고 환경 파괴, 자동차와 공장의 대기 가스는 물론이고, 그 중에서도 문제가 되는 것은 프레온 가스에 의한 오존층의 파괴다.

오존층이 파괴되면 당연히 인체에 유해한 자외선이 늘어날 것이며, 그에 따른 피부암과 백내장 등의 병도 증가할 것이다. 자외선이 활성 산소를 발생시키기 때문이다. 미국 환경 보호국의 추산에 따르면 이대로 계속 오존층이 줄어들면 2075년까지 미국에서만 375만 명이 피부암으로 사망할 것이라는 무서운 예측도 있다.

여기까지 읽은 여러분은 암이라는 병이 얼마나 현대적인 병인지 충분히 이해가 되었을 것이다. 모든 사람이 암 유전자를 가지고 있는데, 그 암 유전자를 잠자는 사자를 건드리듯이 자꾸만 집적대고, 심지어는 그러한 상태를 조장하는 환경이 지금의 세상에 얼마나 많이 널려 있는가? 암에 의한 사망자가 늘어나는 것에는 그만한 연유가 있는 것이다.

그렇다면 우리는 대체 어떻게 이 공포에서 벗어날 수 있을까? 매일의 식생활과 흡연, 음주 등의 생활 습관을 바꿔야 하는 것은 물론이다. 하지만 과연 그것만으로 충분할까? 이렇게 암을 발생시키는 요소들이 흘러넘치고 있는 오늘날의 생활 환경 속에서 좀더 적극적인 대책과 방책을 만들 수는 없는 것일까? 그것에 대해 지금부터 이야기해 보겠다.

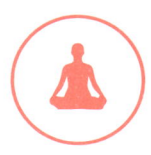 ## 2. 유전자와 핵산의 관계

■ 핵산만으로 암을 이기다.

지금부터 핵산이 얼마나 암에 유효한지, 또 성인병을 비롯한 수많은 난치병에도 어째서 뛰어난 효력을 발휘하는지에 대해서 이야기하겠는데, 그 전에 핵산이라는 것은 도대체 무엇인지부터 설명해야 할 것 같다.

첫머리에서 암을 극복한 분의 편지를 한 통 소개했는데, 핵산은 확실히 암 치료에 유효하고, 암의 예방에도 최적의 물질이다. 편지의 예를 보면 병원의 치료와 병행하여 〈초핵산 CMI핵산〉만으로 암을 극복한 분도 계시다. 핵산에 대한 설명에 들어가기 전에 우선 그 예를 소개하고 싶다.

■ 간암 수술을 한 T씨의 경우

대구에서 사는 모 대기업의 중견 간부인 T씨(남성. 42세)는 3년

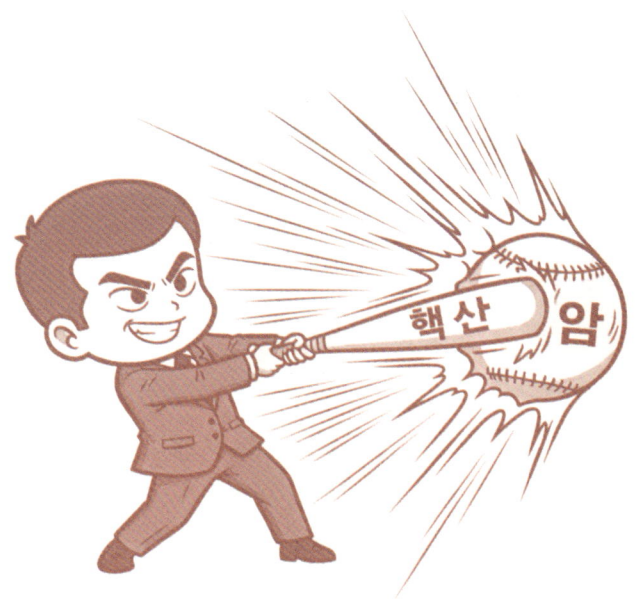

전 시내의 한 병원에서 간암 수술을 받았다. 그런데 환부를 열어 보니 이미 말기의 절망적인 상태까지 진행되었기에 일부만 절제하고 그 상태에서 수술을 끝냈다고 한다.

따라서 의사는 수술 후 가족에게 '앞으로 반년'이라는 최후 통첩을 하고 항암 치료를 시작했는데 부인은 남편이 고통스러워하는 모습을 차마 볼 수 없어 치료를 도중에 중단하고 남편을 집으로 데리고 왔다고 한다.

그리고 친척의 권유로 〈CMI핵산〉을 마시게 하기 시작했는데, 기도하는 심정으로 오직 그것만 마시게 했다고 한다. 더욱이 두 시간마다 물로 희석해서 대량으로 마시게 했다.

그런데 반 년쯤 이처럼 계속했더니 이상한 일이 벌어졌다. 남편의 안색이 점점 좋아진 것이다. 그리고 마침내 침대에서 일어나 가족과 함께 식사를 할 수 있게까지 회복되었던 것이다. 그래서 병원에 가서 검사를 받아 보았더니 놀랍게도 뢴트겐 사진 속의 검은 그림자가 상당히 많이 사라져 있었다.

그 후 병원에는 가지 않았지만 남편은 1년 후 회사에 복귀했으며 현재 일선에서 열심히 일하고 있다고 한다.

속임수라고 의심하는 분도 계실지 모르지만 이 이야기는 엄연한 사실이다. 이 남편은 병원 치료를 그만 두고 〈CMI핵산〉만으로 좋아진 경우의 사람이다.

■ 유방암 수술을 받은 M씨의 경우

수술이 잘 되었지만 재발 방지를 위해 〈CMI핵산〉을 이용한 분도 있다.

서울의 M씨(여성. 46세)는 1991년 1월에 대학 병원에서 유방암과 유방 재생 수술을 받았다. 수술은 잘 되었지만 재발과 전이가 염려된다고 하여, 퇴원 후부터 현재까지 〈CMI핵산〉을 계속 마시면서 재생 수술로 생긴 상처에도 바르고 있다.

M씨는 올해 재발과 전이의 기준이 되는 수술 5년째를 맞이하여

핵산의 저속 노화 혁명

　병원에서 검사를 받았는데 '이제 염려하지 않아도 되겠다'라는 말을 듣고 안심하고 있기는 하지만, 앞으로도 〈CMI핵산〉만은 계속해서 마실 생각이라고 한다. 가슴의 흉터도 지금은 거의 보이지 않을 정도로 없어졌다고 한다. 이와 같이 〈CMI핵산〉은 핵산으로 구성되어 있기에 상처 등의 외상에도 좋다.
　암뿐만이 아니다. 그 밖에도 간경변, 급성 간염, 심장병, 당 같은 성인병에서 아토피성 피부염, 류마티스 같은 난치병에 이르기까지 이러한 예는 일일이 헤아릴 수 없을 정도로 많다. 모두가 사실이다. 그렇다면 어째서 이렇게까지 핵산이 위력을 발휘하는 것일까? 나 자신도 그저 놀라울 뿐이다.
　그러나 거기에는 분명한 이유가 있다. 이제부터 좀 이론적인 이야기가 되겠는데, 순서대로 차근차근 설명해 나가기로 하겠다.

■ 유전학의 정체

　앞에서 말한 대 핵산은 유전자를 구성하는 핵물질이다. 그리고 유전자는 부모에게서 자식에게, 자식에게서 그의 자식에게 이어져 내려가는 유전 형질을 가지고 있다. 피부색과 얼굴 모습, 혈액형, 성격에 이르기까지, 부모와 자식이 닮는 것은 부모의 유전자가 생식 세포를 통해 자식에게 전해지고 있기 때문이다. 지금은 널리 알려져 있는 이 유전의 법칙이 발견된 것은 지금으로부터 백여 년 전, 오스트리아

수도원의 사제이자 식물 학자이기도 했던 멘델에 의해서이다.

이 때 멘델이 유전자 자체를 발견한 것은 아니지만 완두콩 실험을 통해 그러한 유전의 법칙을 결정짓는 인지를 상정하고 있었던 것이다.

그리고 그 후의 연구에, 19세기 말에는 사람과 동물의 세포핵 속에 존재하는 고분자 물질이 유전의 법칙을 규정하고 있다는 사실이 서서히 밝혀지기 시작했다. 그리고 세포 속의 이 물질은, 산성 물질이라는 점에서 〈핵산〉이라고 불리게 되었다.

더욱이 금세기에 들어와 유전학은 분자 생물학과의 만남으로써 더욱 진보했다. 초파리(14일만에 세대가 교체된다)와 대장균(20분마다 세포 분열을 한다) 등을 사용한 실험에 의해 핵산 속에는 유전을 담당하는 염색체라고 하는 물질이 존재한다고 하는 사실도 밝혀졌다. 또 나아가서는 이 염색체 상의 어딘가에 유전을 결정짓는 유전자가 존재한다는 이론이 확립되어 갔다.

그후 유전자 연구는 뜻밖에도 양자 역학 등의 이론과 물리학의 영향을 강하게 받아 비약적으로 발전해 갔다. 그리고 1944년에는 미국의 생화학자 에블리에 의해 염색체 속에 있는 DNA(디옥시리보핵산)가 유전자의 본체라는 사실이 확인되었다.

그리고 또 그 후의 연구에서 이 DNA 안에 존재하는 4종류의 염기의 배열이 유전 정보를 결정하고 있으며, 그 정보를 바탕으로 우리의 생체를 유지하는 데 필요한 10만 종류의 단백질이 만들어지고 있다는 것이 오늘날에는 밝혀진 상태이다.

이렇게 우리의 생명의 본질이라고 말할 수 있는 DNA에 대해서는 그 전체 구조가 이미 해명되어 있으며, 왓슨(미국)과 크릭(영국)에 의한 DNA의 〈이중 나선 모델〉이 잘 알려져 있다.

■ DNA란?

그럼 이 DNA(디옥시리보 핵산)에 대해서 좀 더 상세하게 살펴보기로 하자.

원래 모든 생물은 세포로 구성되어 있으며, 인간의 경우 그 수가 약 60조 개나 된다고 알려진 상태이다. 그리고 각각의 세포에는 세포핵이 있는데, 이 세포핵이 산성을 나타내기 때문에 〈핵산〉이라고 부르게 되었던 것이다.

앞에서도 설명했지만 이 핵 안에는 2개의 실처럼 서로 꼬여 있는 형태를 한 염색체가 있다. 세포가 분열할 때는 먼저 이 핵부터 둘로 갈라지는데, 그 때 이 실 모양의 것이 최초로 나타나며, 색소에 물들기 쉽기 때문에 염색체라는 이름으로 부르게 되었다.

유전자의 본체라고 하는 DNA는 이 염색체를 구성하는 중심 물질이다. 그리고 DNA는 뉴클레오티드라고 하는 물질이 생물의 종류에 따라 수천에서 수십만 개나 되는 사슬 모양으로 연결되어 있다.

실처럼 보이는 염색체는 실은 이 뉴클레오티드의 사슬이었던 것이다. 더 자세히 살펴보면 이 뉴클레오티드 인산과 오탄당(伍炭糖),

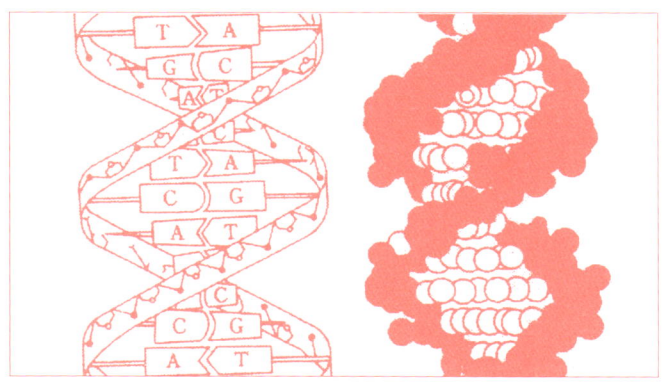

그리고 염기로 구성되어 있고 염기에는 아데닌(A), 티민(T), 구아닌 (G), 시토신(C)의 4종류가 있다.

그리고 이 4종류의 염기에는 짝이 정해져 있다. A는 T와, G는 C와 반드시 짝을 이루어 수소 결합에 의해 연결된다. 이렇게 하여 무수한 뉴클레오티드가 2개의 사슬상으로 결합된 것이다.

이 유전자의 구조는 세균이나 식물에서 동물, 인간에 이르기까지 모든 생물에 있어서 공통된다. 나중에 상세히 설명하겠지만 ATGC라는 4문자의 조합과 배열이 모든 생명체의 유전 정보를 결정한다.

그런데 수십 만 개에 이르는 뉴클레오티드가 연결된 사람의 DNA는, 그것을 모두 펼치면 전체의 길이가 1.8m나 된다고 한다. 그리고 AT와 GC의 문자의 조합은 무려 30억 쌍이나 된다. 이러한 사람의 DNA가 불과 수 미크론(1미크론은 1mm의 1000분의 1)의 세포핵 속에 차곡차곡 접혀서 들어 있다고 하니 실로 경이로운 일이 아닐 수 없

핵산의 저속 노화 혁명

다. 이것은 표면적을 가능한 한 작게 하여, 다양한 외적에 의해 유전자가 손상되는 것을 방지하기 위한 것이라고 한다. 1문자라도 빠지면 유전 정보가 흐트러져서 인류의 진화와 번영도, 종의 보존도 아예 있을 수 없게 되는 것이다.

머리말에서도 다루었지만 30억 쌍의 60억 문자라는, 백과 사전 1,250권분의 유전 정보가 이러한 형태로 보호되는 것이다.

■ 유전자의 정체

1961년, 앞에서 말한 ATGC의 4문자에 의한 유전 암호의 해독이 미국의 니렌버그에 의해 이루어졌다.

그것에 따르면 이 4문자 중 3문자가 한 조가 되어 하나의 단위를 만들며, 그것이 20종류나 되는 아미노산에 대응하고 있다는 사실이 밝혀졌다. 예를 들어 AAA는 리진, ATC는 트레오닌, GGG는 글리신이라는 식이다. 이것도 역시 모든 생물에 공통하고 있다(니렌버그는 이에 의해 1968년도 노벨 의학, 생리상을 수상했다).

아시는 것처럼 아미노산은 단백질을 구성하고 있는 물질이다. 그리고 우리가 생명을 유지하는 데 있어서 없어서는 안 되는 단백질은 세포내에서 끊임없이 만들어지고 있다.

지금까지의 설명으로 이해했을 것이라고 생각하지만, 실은 유전 암호에는 이 단백질을 만들기 위한 설계도가 그려져 있었다.

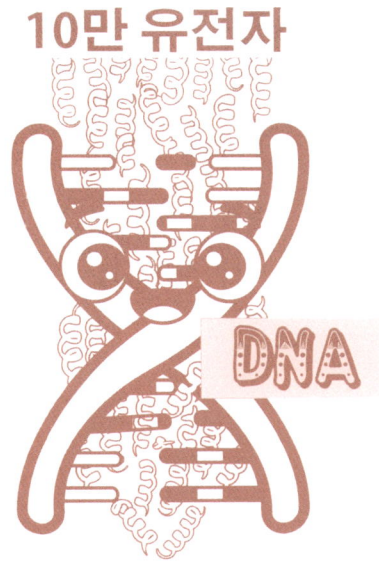

즉, 하나의 아미노산에 대응하는 3문자가 소위 말하는 하나의 언어가 되고, 다시 이 단어들이 여러 개 모여서 하나의 문장이 되어 DNA 안에 기록되어 있었던 것이다. 그리고 그것의 지시에 따라 단백질이 만들어지는 것이다. 엄밀히 말하자면 이 문장(유전 정보)이 바로 유전자라 불리는 것이다. 인간의 경우 생체를 구성하고 있는 단백질은 10만 종류인 것으로 알려져 있으므로, 말하자면 10만이나 되는 유전자가 DNA 속에 존재하는 셈이다.

그런데 단백질이라 하면 아시다시피 모든 생명체를 구성하고 있는 가장 중요한 물질들 중의 하나이다. 장기, 근육, 피부, 털 등 참으로 많은 기관이 단백질로 되어 있다. 더욱이 신진대사에 의해 참으로 빠른 사이클로 재생되고 있다. 평균적으로 인간의 몸은 200일만에 완전히 새로운 세포로 교체된다고 한다.

뿐만 아니라 모든 생물은 음식과 영양소를 외부로부터 섭취한 후, 그것을 산소 등을 사용하여 분해, 합성하여 에너지와 생체에 필요한 물질을 만들어 낸다.

이러한 화학 반응에 없어서는 안 되는 것이 효소이다. 예를 들면 음식을 소화시킬 때는 타액에서 아밀라제와 말타아제가, 위액에서는 펩신 등의 소화 효소가 나와서 음식을 영양소로 분해해 간다. 이러한 효소도 실은 단백질로 이루어져 있다.

더욱이 인체의 경우, 효소의 종류는 수만 가지에 이른다. 유전자에는 이러한 요소를 만들기 위한 설계도도 그려져 있다.

■ RNA의 역할

그럼 유전자 DNA에 그려진 설계도에 따라서 어떻게 단백질이 만들어지는 것일까?

이미 말한 것처럼 이 설계도는 ATGC 4개의 문자로 기록되어 있다. 이 문자를 하나의 핵산인 RNA(리보핵산)가 읽어 가는 것이다. RNA는 DNA와 같은 핵산이지만 구조 물질 중의 당의 구조가 달라서 작용도 다르다. 즉 DNA는 단백질의 설계도, 그리고 그 설계도에 따라서 실제로 단백질을 만드는 것이 RNA의 역할이다.

그렇다면 먼저 RNA는 어떻게 DNA의 문자 암호를 읽어 낼까? 그 것은 RNA가 가지고 있는 4개의 염기, 즉 아데닌(A), 우라실(U), 구아닌(G), 시토신(C) 4개의 염기가 DNA의 4염기(4문자)와 연결됨으로써 읽어 나가게 된다. 그 때 DNA의 A는 RNA의 U로, T는 A로, G는 C

로, 반전하여 대응한다.

그리하여 먼저 전령 RNA(mRNA)가 조금 전의 DNA의 암호, 즉, 각 아미노산에 대응한 AAA(리진)와 ATC(트레오닌) 등의 문자 정보를 읽게 된다. 다음에 전령 RNA는 핵에서 세포질로 나가서, 이 정보를 운반 RNA에 전달하면, 이 운반 RNA가 실제로 그 아미노산을 모아 와서, DNA의 설계도대로 하나의 단백이 합성되는 셈이다. 이렇게 하여 우리의 생체 유지에 필요한 10만 종류나 되는 단백질과 효소가 하루하루 만들어지는 것이다.

그런데 이러한 유전자의 기본적인 구조와 작용은 모든 생물에 공통되는데, 식물과 동물, 동물과 사람이 서로 다르듯이, 또 겉은 사람이라고 얼굴색과 피부색이 다른 것처럼, 유전자의 수와 문자 배열은 종(種)과 개인에 따라 차이가 있다.

예를 들자면, 대장균의 문자 정보는 약 30만 자로 사람의 1만분의 1밖에 안 된다. 또 사람도 얼굴 모습과 성격이 다 다른 것은 부모로부터 물려받은 유전자의 문자 배열이 사람에 따라 미묘하게 다르기 때문이다. 그것은 얼굴 모습뿐만 아니라, 예를 들어 술을 마시지 못하는 사람은 알코올의 해독 효소를 만드는 유전자가 빠져있는 경우가 있는데, 이러한 케이스는 부모 역시 술을 마시지 못 하는 사람들이 많다. 최근에는 유전자의 이러한 개체 차이를 이용하여, 각국의 경찰에서 DNA 감정에 의한 유전자 수사에까지 활용되고 있다.

술을 못 마실 정도라면 별 문제가 아니지만, 유전자의 결함에 의한 장애와 질환이 유전병으로 자손에게 전달된다면 큰일이다. 제1장에서도 말했지만, 소의 암가계(癌家系)의 사람들은 암 억제 유전자에 결함이 있으며 그것이 자손에게 이어진다. 이러한 일이 오늘날에는 유전자 단계에서 밝혀지고 있다.

앞에서 다룬 지금 전 세계에서 진행되고 있는 인간 게놈 계획(게놈이란 유전자를 말한다)에서는 60억 문자나 되는 사람들의 모든 유전자를 해명해 가고 있다. 21세기의 초두에는 완료된다고 하는데 만일 인간의 유전자가 해명되면, 그 사람의 수명과 앞으로 걸리기 쉬운 병까지 모든 것을 알게 된다. 과연 그러한 개인의 유전 정보를 어떻게 다루는가 하는 문제가 제기되는 시대가 앞으로 닥칠 것 같다.

1부 · 암과 〈CMI핵산〉

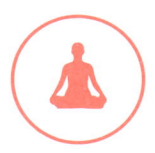 3. 핵산은 어째서 암에 효과가 있나?

■ 생명체에 필요 불가결한 핵산

이제 핵산이 어떤 것인지 충분히 이해했을 것이라고 생각한다. 말하자면 핵산이란 세포의 한가운데에 있는 핵을 말하며, 그 안에 DNA와 RNA라는 생체에 있어서 가장 중요한 물질(유전자)이 존재하고 있다는 것이다.

이것은 사람에게 국한된 이야기가 아니다. 수와 배열은 달라도 모든 생물은 DNA와 RNA를 가지고 있다. 그리고 우리 인간은 체내에서 스스로 이 핵산을 제조하는 동시에, 음식을 통해 외부로부터도 핵산을 섭취하고 있다.

왜냐 하면 핵산은 모든 활동의 원료가 되기 때문이다. 예를 들면 암 세포와 달리 정상적인 세포는 일정한 사이클로 세포 분열을 반복하여 새롭게 태어나고 있는 것이다. 이것을 〈신진대사〉라고 하는데 오래 되어 노화한 세포는 쓸모가 없게 되어 새로운 세포와 교체된다.

앞에서도 잠시 다루었지만 이 신진대사는 몸의 부분에 따라 사이클이 다르며, 가장 빠른 소장의 점막 세포는 하루에 30g이 새롭게 재생된다. 정자는 3일에서 10일, 혈액을 만드는 적혈구가 120일, 백혈구가 90일, 혈소판이 4일에서 10일이며, 피부의 세포는 20일, 또 머리카락은 매일 50~60개가 새로 재생되고 있다. 이를 모두 평균하면 사람의 몸은 200일만에 새로워진다고 한다.

그리고 그것은 노화한 세포뿐만이 아니다. 여러 가지 이유에서 손상되거나 결함이 발견된 세포는 복구, 또는 폐기되어 새로운 세포로 바뀐다. 그럴 수밖에 없는 것이 만약 한 곳이라도 유전자의 문자 배열이 잘못되어 버리면, 완전히 잘못된 단백질이 만들어지게 되기 때문이다. 그것을 내버려 두면 종의 보존과도 관련이 있는 큰 문제가 생기게 되는 것이다.

그러므로 불과 수 미카론의 핵 안에 1.8m나 되는 DNA 사슬을 채워 넣은 경이적인 생체방어 가능은 여기서도 유감없이 발휘되는 셈이다.

그리하여 사람뿐만 아니라 모든 생물의 세포는 날마다 다시 태어나는 것이다.

장기와 세포의 수명

● 장기

위장 점막	1일
영구치	약 60년

젖니 ·· 8~12년
난소 ·· 약 40년
태반 ·· 40주
자궁내막 ·· 28~30일(월경)
두발 (남) ·· 약 4년(약 60개씩 새로 난다)
　　(여) ·· 약 6년(매일 약 50개씩 새로 난다)

● **세포**

적혈구 ·· 120일
백혈구 ·· 9일
혈소판 ·· 4~10일
정자 ··· 3~10일
난자 ··· 10~24시간

  그것들의 증식 속도는 당연히 젊은 사람일수록 빠르고 늙은 사람일수록 느리다. 인간의 경우 20세부터 25세 사이에 성장이 멈춘다고 하며, 그 후에는 세포 분열에 의한 신진대사의 속도가 둔해져 노화가 시작되는데, 그 중에는 뇌 세포와 신경 세포처럼 증식을 완전히 중지해 버리는 세포도 있다.

  참고로 말하자면, 신장과 간장도 이 때 동시에 증식 활동을 중지하는데 이 두 장기의 경우에는 수술 등으로 일부를 절제해도 재생 기능이 다시 작용하여 증식을 시작한다.

핵산은 이러한 세포 활동, 즉 세포 분열에 의한 신진대사와 손상된 결함 세포를 복구할 때의 원료가 된다. 그리고 그것은 매일 소비되고 있기 때문에 생체가 스스로 핵산을 제조하며 채소와 고기, 생선 등의 식품을 통해서도 섭취하는 것이다. 생체 내에서 핵산이 합성되는 방법에는 두 가지가 있으며 그 중의 디노보 합성, 또 한 가지는 비자 합성이라고 불리고 있다.

디노보 합성은 주로 간장에서 하고 있으며, 아미노산과 안티모니

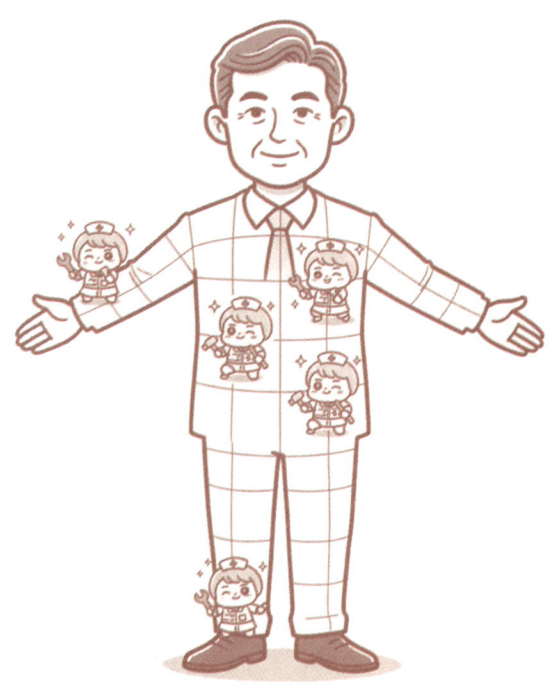

아, 탄산가스 등을 이용하여 합성하고 있다. 또 식품 속에 함유되어 있는 핵산을 일단 분해한 후, 재합성하여 이용하는 것이 샐비지 합성이다. 그리고 생체에는 두 가지 방법으로 만들어지는 핵산의 총량을 항상 일정하게 유지하는 작용이 있기 때문에, 만약 음식을 통해 들어오는 핵산의 양이 줄어들면, 즉 샐비지 합성에 의한 핵산량이 줄어들면 간장에서의 디노보 합성이 활발해지고, 반대로 밖에서 들어오는 핵산의 양이 늘어나면 디노보 합성의 활동이 억제된다.

그만큼 핵산은 생명체에 있어서 없어서는 안 되는 존재이다.

■ 병원에서도 암치료에 이용한다.

이제까지의 설명을 통해 핵산이 얼마나 중요한 것인지 이해했을 것이라고 생각한다. 그렇다면 이러한 핵산이 어째서 여러 가지 질병 치료에 유효한 것일까?

그 중에서도 왜 특히 암에 대해서 뛰어난 능력을 발휘하는지에 대해서 설명하겠다. 여러분에게도 가장 흥미 있는 분야일 것이다.

먼저 제1장에서도 조금 다루었지만, 최근에는 암 치료에서 핵산을 사용하는 병원이 조금씩이긴 하지만 늘어나는 중이다. 예를 들면 식도암의 세계적 권위자인 고치 의과 대학 제2과의 소월장평(小越章平)은 암 치료에서의 〈고칼로리 영양요법〉을 제창하고 있는데, 이 요법에서 그는 아직 실험 단계이기는 하지만 핵산을 사용하고 있다.

이 〈고칼로리 영양요법〉은 항생 물질의 효과에 필적하는 금세기 최고의 치료법으로 알려져 있는데, 항암제 치료와 방사선 치료, 그리고 대규모 수술 등으로 체력과 면역력이 떨어진 환자에 대해 고칼로리의 수액을 투여함으로써 회복력을 높이는 것이다. 그는 그 수액 속에 핵산을 혼합하여 높은 임상 효과를 올리고 있다.

그의 임상 보고에 따르면, 핵산을 수액에 혼합함으로써 체력과 면역력의 저하를 억제할 뿐만 아니라, 여러 가지 합병증과 감염증을 예방하여 근본적인 치유 능력을 높인다는 것이 실증되고 있다. 그리고 그 성과는 그의 전문 분야인 식도암이, 수술 후 5년이라는 보통 생존율의 2배가 넘는 수치로 나타나고 있다.

더욱이 그는 간암 치료에도 핵산이 유효하다는 것을 강조하고 있다. 간암의 경우 전례에 따라 수술을 통해 간장의 6할에서 7할이나 절제하는 경우가 있는데, 핵산이 수술 후의 간장의 재생에 큰 효과를 발휘한다는 것이다. 또 간장뿐만 아니라, 근육의 재생과 약물 장애에도 핵산이 유효하다고 보고되고 있다.

그 밖에도 오사카 대학 의학부 부속 병원에서는 수술 후의 환자의 링거(정맥영양) 주사에 핵산을 혼합함으로써, 일반적으로 위축되어 버리는 장벽의 세포가 활성화되었다는 성과가 보고되었다.

이러한 성과를 바탕으로 그는 "핵산 성분의 정맥 내 투여 및, 핵산 자체인 식품으로서의 효과도 가까운 장래에 반드시 증명될 것"이라고 말했다.

■ 어째서 병용하는 것이 좋은가?

여기서 다시 한 번 이 책의 처음에 소개한 편지의 예를 소개해 보자. 자궁암으로 '앞으로 2개월'이라는 선고를 받고도 병원 치료와 함께 〈초핵산 CMI핵산〉을 음용하여 건강을 되찾은 55세의 부인에 대한 이야기이다.

"〈CM핵산〉 덕분에 부작용이 없었기 때문에 방사선 치료가 충분한 효과를 발휘한 것이 아닐까?"라고 그녀의 남편은 말했습니다.

내가 알고 있는 한, 〈CMI핵산〉을 먹으면서 항암제와 방사선 등의 치료를 받은 분들은 대부분 좋은 성과를 올리고 계시다. 난소암으로 입원한 부인은 같은 병을 가진 환자들이 부작용으로 고통스러워하고 있을 때, 머리카락이 빠지지 않았으며, 침대에 걸터앉아 맛있게 식사를 하자 의사와 이웃 병실의 환자들까지, 이상하다는 듯이 구경하러 왔었다고 이야기했다.

앞의 임상 예에서도 확인된 것처럼 핵산을 먹으면 어째서 부작용이 일어나지 않고, 체력과 면역력까지도 떨어지지 않는 것일까? 이것은 매우 중요한 일이다. 왜냐 하면 암으로 사망한 사람들 중에는 암 자체보다 부작용에 의한 면역 부진으로 폐렴 등의 합병증에 걸려 사망하는 경우가 더 많기 때문이다. 또한 〈고칼로리 영양 요법〉을 제창하게 된 것도 이 점을 중요시했기 때문인 것이다.

핵산을 섭취하면 분명히 세포 분열이 활발해지고 신진대사가 촉진되어 체력과 면역력이 향상된다는 것은 이제까지의 설명을 통해 여러분도 잘 알게 되었을 것이다. 더욱이 외부에서 들어온 핵산 성분은 몸 안에서도 신진대사가 활발한 부위에서 더 많이 흡수된다는 사실이 지금까지의 다양한 실험 데이터를 통해 밝혀졌다.

한편 암 치료의 부작용에 의해 큰 타격을 받은 것은 이러한 신진대사기 활발한 부위이다.

특히 생체의 면역 시스템에서 중요한 역할을 담당하고 있는 골수 조직이 파괴되어, 거기서 만들어지는 백혈구와 혈소판이 현저하게 감소됨으로 심한 빈혈과 구토 등으로 많은 사람들이 고통을 겪는다. 그리고 심해지면 면역 부진으로 인해 여러 가지 감염증과 합병증을 일으키게 되고 만다.

그런데 방금 말한 것처럼, 핵산을 보급하면 바로 이러한 곳에 중점적으로 공급되는 것이다. 그 중에서도 골수 세포는 간장에서의 디노보 합성보다도 외부로부터의 샐비지 합성에 의한 핵산 공급에 의존하고 있다는 사실이 밝혀졌다. 그 점을 생각하면 병원 치료와 병행하여 핵산을 음용하는 것이 얼마나 중요한지 이해할 수 있을 것이다. 외부로부터 핵산을 공급하지 않는 한, 골수 조직은 지켜지지 않는다는 이야기이다.

항암제와 방사선에 의한 치료는 암 세포를 공격하여 증식을 억제하는 것이 틀림없지만, 동시에 정상 세포의 증식까지 억제해 버린다. 그리고 이것이 부작용으로 나타나 체력과 면역력이 떨어지고 머리카락이 빠지기도 하는 것이다.

  이것을 방지하기 위해서는 다량의 핵산을 공급할 필요가 있는데, 그 핵산을 합성하는 암 환자의 간 기능 자체가 상당히 쇠약해져 있으므로, 역시 외부로부터 섭취해야 할 필요가 있다. 또 그렇게 함으로써 치료의 효과도 극대화할 수 있는 것이다.

■ 〈CMI핵산〉으로 암을 이기다.

  그런데 말이다. 〈CMI핵산〉의 최근의 사례에서는 이 〈CMI핵산〉만으로 암을 극복한 예가 늘어나는 중이다. 그러나 미리 말하지만 핵산에는 기본적으로 암 세포 자체를 공격하는 작용은 없다.

  그럼에도 불구하고, 2장의 처음에서도 소개한 것처럼, 어째서 핵산만으로 암이 낫게 되었을까? 솔직하게 말해서 나 자신도 약간 놀랐지만, 그 이유는 다음과 같은 것에 있지 않을까?

  이미 여러 번이나 말했지만 핵산은 몸 안에서도 신진대사가 활발한 소장과 피부, 골수, 털 등의 조직에 의해 많이 흡수된다. 그리고 신진대사를 더욱 활발하게 하여 체력과 면역력을 높여 준다. 그것은 이미 말한 것처럼, 신진대사의 과정에서 손상되거나 상태가 나쁜 세포를 복구하거나, 못 쓰게 된 세포는 폐기하여 새로운 것으로 교체하고 있다는 뜻이다. 핵산을 섭취하면 이러한 형태를 가진 세포의 암화(癌化)가 방지되고 또 면역 시스템이 활성화됨에 따라, 림프 조직과 마크로퍼지라고 불리는 대식 세포(大食細胞)의 암 세포에 대한 공격력이 늘어나는 것은 분명하다. 그러므로 소장암과 피부암, 방광암, 골수 계통의 암에는 걸리기가 어렵고 또 쉽게 낫는다고 말할 수 있다.

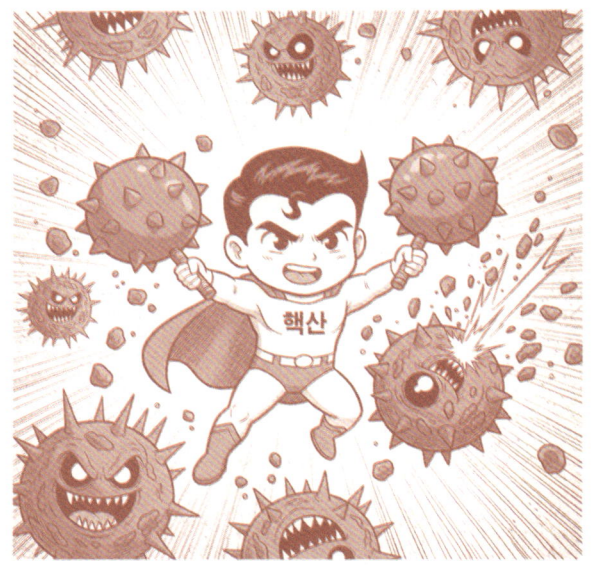

그런데 2장에서 소개한 T씨의 경우는 간암이었다. 실은 핵산은 암뿐만 아니라 간장병에도 대단한 효과가 있다. 간염을 비롯하여 간경변과, 급성 간염으로 한때는 사선을 넘나들었다는 분들이 〈CMI핵산〉을 사용하여 지금은 건강하게 생활하고 있다. 그것 역시 핵산을 섭취하면 간장의 부담이 많이 가벼워지기 때문이다.

조금 전에 말한 것처럼 핵산의 체내 합성은 디노보합성이라고 하며 간장에서 이루어지고 있는데, 이 핵산 합성에는 상당한 에너지가 소비되며 핵산량은 늘 일정하다. 때문에 생체에 필요한 핵산은 가능한 한 섭취하는 것이 바람직하다. 외부에서 섭취하는 샐비지 합성이 늘어나면 디노보 합성은 그만큼 줄어들어 간장의 부담은 가벼워지는 셈이다. 그렇잖아도 간장에서는 해독과 에너지 대사 같은 수천 종류나 되는 생체 화학 반응이 끊임없이 일어나기 때문에 그 부담은 엄청날 것이다.

〈CMI핵산〉은 이러한 간장의 부담을 줄여서 스스로 절제된 간장의 재생을 촉진하며, 나아가서는 면역력을 높여 암을 비롯한 많은 간장병에 큰 효과를 발휘한다.

그러나 방금 말한 암 외에도 예를 들자면, 위암 환자가 〈CMI핵산〉만으로도 좋아진 예가 있다. 병원 치료와 병행하는 것이라면 얘기가 다르지만, 어째서 〈CMI핵산〉만으로 건강해질 수 있을까? 거기에도 이유는 있다.

그것은 디노보 합성과 샐비지 합성의 관계이다. 즉, 암 세포도 세포의 일종이므로 증식하는 데 있어서 핵산을 필요로 하는데, 그 핵산은 디노보 합성에 의해 간장에서 만들어지는 것밖에 사용할 수 없다. 그러므로 체내의 핵산량은 일정하게 유지되기 때문에, 외부로부터 핵산을 보급하면 간장에서 디노보 합성이 줄어들어 암 세포로 보내지는 먹이로서의 핵산의 양이 줄어들게 되는 것이다. 한때 핵산 식품

핵산의 저속 노화 혁명

이 나돌기 시작했을 때, 일부 전문가들 사이에서 핵산이 암 세포의 영양소가 되는 것이 아닌가 하는 우려가 제기되었다. 하지만 그 후의 연구에서 암 세포는 샐비지 합성에 의한 핵산은 사용하지 않는다는 사실이 밝혀져 그런 우려는 일소되었다.

즉, 외부로부터 핵산을 섭취하면, 또 그것이 많으면 많을수록 암 세포의 영양소는 줄어드는 것이다. 더욱이 주변에 있는 세포가 건강해지고 면역력도 올라가 암 세포를 공격한다. 조금 전의 소월(小越) 선생도 "핵산의 투여에 의해 근본적인 치유 능력이 더욱 높아진다"고 했다. 이렇게 하여 암과 싸우지 않고 우리가 지니고 있는 치유 능력에 의해 원래의 건강한 모습으로 돌아갈 수 있는 것이다.

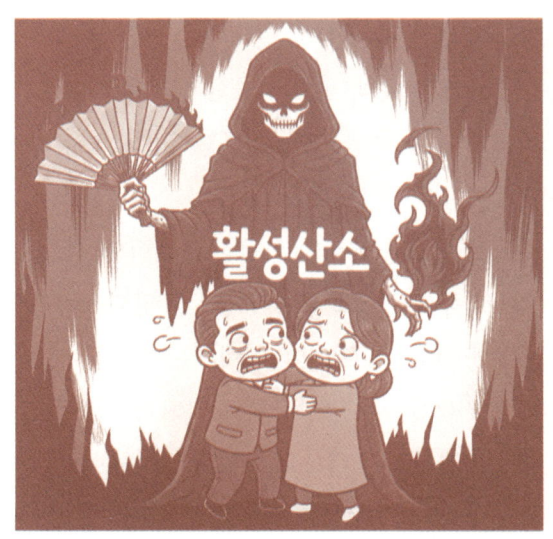

당연히 '그렇게 간단할 리가?' 하고 생각하는 분도 있을지 모른다. 그러나 불과 몇 미크론의 세포핵 속에 1.8m나 되는 DNA를 저장하여, 종과 생명체를 보호하려는 우리 몸의 잠재적인 자기 방어 본능은 신비롭고 무한한 것이다. 핵산은 세포 자체에 작용하여 그러한 근원적인 치유 능력을 이끌어 내고 있다.

그럼 이쯤에서 화제를 바꾸어, 최근에 크게 주목받고 있는 활성 산소에 대하여 이야기해 볼까 한다.

【참고】 핵산(核酸 : nucleic acid), 즉 DNA와 RNA의 구성 성분

▶ 이의 섭취가 암 치료에 효과적인가 하는 주장이 있으나, 입증된 바는 없다. 단지 "보조적 역할 가능성"은 있다.

▶ 핵산 섭취는 ①면역 세포 기능 유지 ②간 세포 재생 촉진 ③피로 회복, 성장 촉진, 장 기능 개선 등의 효과를 볼 뿐인 〈건강 보조 식품〉이며, 암 세포 억제나 치료의 도움을 준다고 한다.

단, 핵산이 손상된 DNA를 복원한다는 홍보 문구가 있지만, 암을 억제한다는 과학적 입증 자료는 의사마다 각 차이점이 있다.

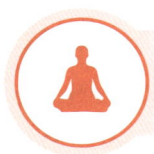

4. 공포의 존재 활성 산소

■ **활성 산소가 인류를 멸망시킨다.**

활성 산소에 대해서는 이미 조금 다루었다. 하지만, 지난 20년 동안의 활성화 산소에 대한 발견과 연구 성과는 이제까지 설명한 유전자 이상으로 엄청난 것이다. 암은 물론 뇌졸중과 심근경색, 동맥경화, 당뇨병 등의 성인병, 또는 간염, 신염, 위궤양, 십이지장궤양, 최근에 문제가 되고 있는 아토피성 피부염과 백내장, 류마치스, 심지어는 그다지 알려지지 않은 병이지만 폐경화증과 베체트병, 크론병, 그리고 남성의 불임증에서 기미, 주근깨에 이르기까지, 실로 90%에 가까운 질병들이 활성화 산소에 의한 것이라는 놀라운 사실이 밝혀졌다.

그 계기는 대기 오염의 심각화와 함께 성인병과 아토피성 질환 환자가 늘어나고, 농약과 약품의 부작용에 의해 새로운 난치병이 등장한 것 등인데, 그렇다 해도 산소에 의해 살고 있는 인간이 그 산소에 의해 무서운 병에 걸려 죽어 간다는 것은 너무나 아이러니한 모습이 아닐까? 오늘날에는 자동차와 공장, 쓰레기 처리장 등에서 나오는 폐기 가스 외에, 식품에 함유돠어 있는 잔류 농약과 식품 첨가물, 흡연과 스트레스, 콜레스테롤 등이 혈관에 쌓였을 때, 일부 약품에 의한 부작용으로, 나아가서는 방사선과 자외선을 쬐었을 때와 다이어트를 위해 과격한 운동을 했을 때도 대량의 활성 산소가 발생한다는 것이 밝혀져 있다.

그러고 보면 이제까지 없었던 번영을 이룩한 인류 문명에 의해, 바야흐로 인류가 멸망하는 것이 아닌가하는 걱정까지 하게 된다. 그만큼 오늘날의 우리 주변에는 질병의 원인인 활성 산소를 발생시키는 물질과 조건들이 넘쳐나고 있다. 우리는 도대체 어떻게 해야 이런 환경 속에서 살아남을 수 있을까? 또 활성 산소란 도대체 어떤 것일까?

■ 유전자까지 파괴하다.

이미 알고 있을지도 모르지만, 〈활성 산소〉라는 이름을 처음으로 들으시는 분들 중에, 우리가 살아가는 데 있어서 없어서는 안 되는 산소인데다, 더욱이 활성화된 뛰어난 물질이라고 하니 좋은 이미지를 느끼는 분도 있을 것이다. 그런데 이 활성 산소는 〈과격 산소〉라든가 〈나쁜 산소〉라고도 불리는, 매우 불안정한 산소로 원래 프리래디컬이라는 영어가 이렇게 번역된 것이다.

【참고】 프리래디컬(Free Radical) : 화학적으로 매우 반응성이 큰 불안정한 분자나 원자이다.
- ▶ 발생 원인은 '자외선, 방사선, 담배 연기, 대기 오염, 스트레스, 염증 반응' 등이다.
- ▶ 미치는 영향은 ①노화 촉진 ②암 발생 위험 증가 ③동맥경화 ④심혈관 질환 ⑤염증성 질환 ⑥알츠하이머, 파킨슨 병 등이다.

이 프리래디컬이라는 말은 산소 이상으로 강력한 산화력을 가지고 있다는 의미이다. 그것은 활성 산소가 전자를 하나밖에 가지지 않은 불대 분자(不代分子)이기 때문이다. 물질의 최소 단위인 원자에는 그 중심에 원자핵이 있고 그 주위를 원자가 날아다니고 있는데, 보통 그 전자는 플러스와 마이너스가 짝이 되어 있어 전기적으로 안정되어 있다.

그러나 대부분의 활성 산소에는 이 전자가 한 쪽밖에 없어서 전기적으로 불안하여 항상 다른 전자와 결합하려 한다. 때문에 활성산소는 다른 물질과의 반응성이 풍부하여 만나는 물질들을 자꾸자꾸 산화시켜 가는 것이다. 이렇게 전기적으로 불안정하고 강한 반응력을 가진 물질을 프리래디컬이라고 한다.

그러므로 활성 산소는 체내에서 발생하면 세포와 조직을 잇따라 산화시켜 간다. 그 중에서도 활성 산소는 지질과 결합하기 쉬운데, 특히 세포막을 형성하고 있는 불포화 지방산에 달라붙어 과산화 지질

(LOOH)을 만들어낸다. 또한 이 과산화지질이 주변의 세포를 조금씩 산화시킴으로써 결국 전신을 좀먹게 되는 것이다. 특히 과산화지질은 콜레스테롤과 함께 혈관 벽에 부착하여 동맥 경화를 비롯한 수많은 성인병을 유발하는 것으로 알려져 있다.

사실 이 과산화 지질의 축적이 가장 무서운 것이다. 활성화 산소의 파괴력도 가공할 만한 것이지만, 이것은 세포를 일시적으로 강력하게 공격한 후에 금방 소멸되어 버린다. 그런데 과산화 지질은 활성 산소만한 파괴력은 없지만, 신장에서 잘 배설되지 않기 때문에 오랫동안 체내에 남아 세포와 조직을 천천히 침범해 가게 된다.

그리고 이 과산화 지질이 늘어나면 방금 말한 동맥경화와 심근경색, 뇌졸중 같은 혈관 장애 외에도 당뇨병과 간 장애(肝障碍), 백내장을 유발한다는 것이 동물 실험을 통해 밝혀졌다.

그것뿐만이 아니다. 활성 산소는 과산화지질과 결합하여 세포막 속으로 들어가 세포의 단백질과 여러 가지 산소, 심지어는 유전자 DNA까지 파괴하게 된다. 이렇게 1장에서도 말한 것처럼, 활성 산소가 암의 기폭제가 되는 것이다.

즉, 암 유전자를 자극하여 활성화시키거나 암 억제 유전자를 파괴하는 것이다. 더욱이 정상 유전자까지 파괴해 버림으로, 그러한 유전자로부터 잘못된 단백질이 만들어지면 신체에 이상이 발생할 것은 불을 보듯 뻔한 일이다.

핵산의 저속 노화 혁명

■ 끊임없이 만들어지는 활성 산소

그렇다면 이렇게까지 맹위를 떨치는 활성 산소란 도대체 무엇일까? 먼저 산소와 활성 산소의 관계부터 알아보기로 하자.

우리는 매일 산소를 마시며 살아간다. 모두 알고 있는 것처럼 이것은 매일 필요로 하는 에너지를 생성하기 위해서이다. 예를 들면 체온을 유지하는 데도, 몸을 움직이는 데도, 무언가를 생각하는데도 에너지가 필요한데, 인간의 경우 하루에 필요한 에너지는 2000kcal라고 한다. 그래서 이 에너지는 세포 속에 있는 미토콘드리아라는 작은 기관에서 산소를 이용하여 만들어진다.

그 방법은 우리가 먹은 당질과 지방, 단백질 등을 산소를 이용해 태우고 또 비타민, 미네랄, 핵산 같은 영양소들을 결집하여 에너지를 만들어 저장하는 것이다. 이것은 TCA사이클이라고 하는 에너지 대사(화학반응)인데, 이 과정에서 산소는 물로 환원됨과 동시에 활성 산소를 발생시킨다.

즉, 활성 산소는 우리 몸 안에서 이 대사 활동에 의해 매일 만들어지고 있으며, 더구나 이 때 발생하는 활성 산소에 의해 예를 들면, 체온을 36도에서 37도로 유지하는 데만도, 유전자 속의 핵산 염기(문자 정보)가 매일 1만 개 이상이나 파괴되고 있는 것으로 알려져 있다.

원래 노화 현상이란 근본적으로 이렇게 세포의 유전자가 매일 손상되고 파괴되어 가는 것을 말한다. 그리고 그것이 몇 십 년 동안 되풀이되어 쌓이면 당연히 몸에 이상이 일어나 여러 가지 질병이 유발되는 것이다.

 이렇게 산소가 물로 환원되는 과정에서 활성산소가 발생하는 셈인데, 이 활성 산소에는 수퍼옥사이드(O_2), 과산화수소(H_2O_2), 하이드록실(OH), 일중항(一重項) 산소($1H_2$)의 네종류가 있다.

 이 중에서 수퍼옥사이드는 앞에서 말한 TCA 사이클의 과정에서 대량으로 발생하는데, 이보다 더 공격적인 하이드록실래디컬은 방사선을 쬐었을 때, 또 마찬가지로 산화력이 강력한 일중항산소는 자외선을 쬐었을 때 발생한다. 이 하이드록실래디컬과 일중항산소는 '나쁜 산소'라 불리는 활성산소 중에서도 가장 파괴력이 강해, 유전자 DNA를 직접 공격하는 것으로 알려져 있다.

※ **일중항산소(一重項酸素 : singlet oxygen)**
- ▶ 유익(有益) : 광역학 치료에서 암 세포나 병원균을 선택적으로 파괴할 때 사용한다고한다.
- ▶ 유해(有害) : 노화, 염증, 피부 손상(자외선 노출 시) 등

■ **활성 산소의 원래의 역할**

 그런데 이렇게 악당 취급을 받고 있는 활성 산소이지만, 생체에서 만들어지고 있는 것들 중에 원래부터 불필요한 것은 없는 것이다. 실은 이 활성 산소도 생체 방어 시스템 안에서 훌륭하게 제 역할을 하고

있다.

알고 있는 것처럼 생체에는 원래 외부로부터 몸을 보호하는 방어 시스템이 갖춰져 있다. 이곳에서는 예를 들면 외부에서 세균이나 곰팡이, 바이러스 등이 침입해 왔을 때, 면역 세포에서 만들어진 호중구(好中球)와 매크로파지라고 불리는 식세포가 그 이물질을 인식하여 공격한다. 이 때 호중구와 매크로파지는 산소에서 활성 산소를 만들어 내는데, 이 활성 산소가 세균과 곰팡이 등을 공격하는 것이다.

활성 산소는 이렇게 생체 방어 시스템 속에 들어 있는 한, 원래의 역할을 어엿하게 수행하고 있다. 그런데, 세균의 번식력이 왕성한 경우에는, 그에 따라 생산되는 활성 산소의 양도 늘어나 활성 산소는 점차 이물질뿐만 아니라 주변의 정상적인 세포와 조직까지도 공격하기 시작한다. 세균과 바이러스를 죽여 버릴 정도의 강한 살균력이니 그 파괴력이 어느 정도일지 상상이 된다.

그러므로 활성 산소도 적당하게만 있으면 문제가 없지만 지금까지 여러 번 말한 것처럼, 오늘날과 같은 생활 환경 속에서는 아무래도 지나치기 쉽다. 그리고 이 무서운 활성 산소가 사람들의 몸을 침식하여 수많은 환자들을 발생시키고 있는 것이다. 활성 산소가 어째서 최근에 주목을 받으면서 공포의 대상이 되고 있는 것일까? 그것은 지금의 우리들의 일상 생활 속에 활성 산소를 필요 이상으로 발생시키는 기회가 너무나도 많기 때문이다.

■ 활성 산소는 왜 공포의 대상이 되고 있나?

　활성 산소가 일본의 일부 의사들 사이에서 주목받게 된 것은 약 40년 전부터이다. 당시에 이미 미나마타 병(일본 구마모토 현 미나마타 시의 해변 부락에서 집단 발생한 중독성 질환의 하나) 등의 공해병은 발생해 있었지만, 그 후 자동차와 공장의 배기 가스에 의한 대기 오염과 산성비, 그리고 농약을 사용한 작물 재배와 식품 첨가물의 피해가 크게 부각되어 세계적으로 환경 파괴에 대한 관심을 불러일으켰다. 그러한 때, 대기 오염의 원인으로 추정되는 아토피성 질환자가 늘어나고, 또 농약을 대량으로 살포하고 있던 농가에서 중증의 중독 증상이 잇따라 발생했기 때문에, 연구자들이 그 과정을 밝혀가는 과정에서 등장하게 된 것이 활성 산소이다. 그리고 그 후의 연구에서 이 활성 산소가 그 밖의 일상 생활의 다양한 환경에서도 발생하고 있다는 사실이 밝혀졌다. 세포 내에서의 에너지 대사와 세균, 바이러스 등에 감염되어 있을 때 발생하는 것은 이미 얘기했지만, 그 밖의 어떤 경우에 활성 산소가 발생되는지 좀 더 상세하게 살펴보자.

【참고】 **활성 산소(活性酸素 : reactive oxygen species, ROS)**
▶ 무조건적 공포의 대상 아님. 우리 몸에 반드시 필요한 역할과 동시에 위험성도 지닌 양날의 검(劍)이다.
▶ **필요** : ①백혈구나 세포를 죽일 때 ②세포 성장, 염증 반응, 혈관 확장 등 ③대사 과정 중에 생성된 불필요한 물질을 산화시켜 제거

▶ **과잉시** : ①세포막 단백질 DNA 손상 ②노화 촉진 ③암, 동맥경화, 당뇨, 치매, 파킨슨 등 퇴행성 질환 유발 ④피부 노화, 염증 반응 증가 등

"활성 산소"는 무조건 공포의 대상이 아니라, 필수적이지만 주의를 기울여야 할 "생리적 존재"이다.

■ 흡연

전문가들은 흔히 발암의 원인은 식생활이 35%, 담배가 30%, 바이러스가 10% 등이라고 말하고 있는데, 담배 연기에는 타르와 니코틴을 비롯하여 일산화질소, 이산화질소 등 약 200가지나 되는 유해물질이 들어있으며, 그 중 몇 가지는 폐포(肺胞)의 메크로파지를 자극하여 대량의 수퍼옥사이드를 발생시킨다는 사실이 밝혀졌다.

이미 1장에도 밝혔지만 아러한 담배의 해는 흡연자뿐만 아니라, 주변의 미흡연자에게까지 미친다고 한다. 게다가 WHO의 조사에 의하면 우리나라는 세계 제일의 담배 소비국이라고 하니, 그 해(害)는 측량할 수 없는 정도이다. 사실 최근에는 폐암에 의한 사망률이 높아져서 지금까지 부위별 암 사망의 톱을 차지하고 있다.

■ 약품, 농약, 대기 오염에 의한 발생

의약품에 의한 부작용에서 가장 많은 것이 간장 장애와 빈혈인데, 그 경우에는 활성 산소가 발생하여 부작용이 유발된다는 사실이 밝혀졌다. 또 대부분의 항암제는 활성 산소를 발생시킴으로써 암세포를 공격하도록 만들어져 있다.

하지만 그렇게 만들어진 활성 산소는 암 세포뿐만 아니라 골수 세포와 모근 세포도 파괴하기 때문에 무서운 부작용이 나타난다는 것은 이미 말한 대로다. 이것은 극단적인 예이지만 그것을 복용함으로써 활성 산소가 만들어지는 약품의 수는 적지 않은 것으로 알려져 있다.

농약의 피해로 잘 알려져 있는 것으로 페러코트라는 제초제가 있다. 이것은 흔히 사용되는 제초제인데, 마시면 치사율 100%인 극약이기도 하다. 그리고 이것을 살포한 농촌 사람들이 심한 중독 증상을 호소하였으며 그 원인이 활성 산소라는 사실이 판명되었다. 살포한 양에 따라 다르지만, 이 패러코트가 체내에 들어가면 간장은 시토크롬 P450 이라는 산소를 발생하여 그것을 해독하려고 한다. 그런데 이 때 대량의 하이드록실래디컬이 발생하여, 그것이 폐의 DNA를 파괴하기 때문에 호흡 곤란으로 죽게 되는 것이다.

이 패러코트는 골프장에서도 많이 사용되고 있으며, 비 등으로 인근의 하천과 전답으로 흘러들어가기 때문에 최근에 크게 문제가 되고 있다. 페러코트는 하천과 전답을 오염시키고, 수돗물과 민물고기,

채소 등에 들어가서 우리들의 식탁에까지 올라 암을 비롯한 많은 질병의 원인이 되고 있다.

더욱이 이 패러코트 외에도 많은 농약이 있다. 농약 덩어리라는 말까지 나오는 최근의 작물 재배에는 그 밖에 활성 산소를 발생시키는 살충제도 사용된다.

대기 오염에서 문제가 되는 것은 석유와 석탄 등을 태울 때 발생하는 산성 가스, 또 종이와 건전지를 태울 때 발생하는 수은과 카드뮴 등의 중금속과 다이옥신 등의 염소 화합물이다. 산성 가스는 산성비로서 지상으로 내려오고, 수은과 카드뮴은 이타이 병(카드뮴 중독으로 인해 중년 이상의 여성에게 있는 병으로 허리, 무릎이 쑤시고 뼈가 여려져서 골절이 되며 전신 쇠약으로 사망함)을 발생시켰다.

그리고 발암 물질로 확인된 다이옥신이 몇 년 전 한 지방 도시에서 사는 산모의 모유에서 무려 평균치의 10배나 검출되었다는 보고가 있었다. 그리고 이러한 모유를 먹은 아기가 아토피성 질환에 걸리기 쉽다는 것이 임상적으로 확인되어 있다.

그뿐만이 아니다. 자동차와 공장, 쓰레기 처리장 등에서 배출되는 배기 가스 속에는 이것들 외에도 질소 산화물이 함유되어 있는데, 이 질소 산화물이 우리의 몸 안에 대량의 활성 산소를 발생시키고 있다. 이것이 어린이뿐만 아니라 수많은 어른에게도 아토피성 피부염이 발생하게 만드는 커다란 원인이다.

■ 방사선과 자외선

이미 말한 것처럼, 방사선을 쐬면 하이드록실래티컬이, 또 자외선을 쬐면 일중항산소가 발생한다. 둘 다 다른 활성 산소보다 파괴력이 강하니 주의를 요한다.

방사선은 태양 광선 중에서 파장이 가장 짧은 광선이며, 그 다음이 자외선이다. 그리고 광선은 파장이 짧을수록 몸 안 깊숙이 침투해 들어가므로 방사선을 쬐면 한 순간에 몸 구석까지 닿으며, 거기서 활성 산소를 발생시켜 세포와 유전자 DNA를 직접 공격한다. 암 방사선 치료는 이러한 방사선의 성질을 이용하여 암 세포를 파괴하는 것이다.

하지만 예를 들어 원폭 등으로 대량의 방사선을 쬐면, 당연히 유전자 DNA가 모조리 파괴되어 동물과 사람 모두 그 자리에서 죽어 버린다. 또 가령 소량이라도 많은 유전자를 손상시켜 기형이나 암의 원인이 된다.

이것은 체르노빌의 원자력 발전 사고에서, 수많은 어린이들에게 갑상선 암이 발생한 것으로도 증명이 되었다.

이것은 약간 특수한 예이지만, 한편으로는 우리도 정기 검진의 X선 검사 등으로 미량의 방사선을 쬐고 있다. 조금 전의 암의 방사선 치료도 그렇다. 분명히 미량이기는 하지만, 이에 의해 유전자가 조금씩 손상되어 원인을 키워 가게 된다는 사실에는 변함이 없다. 그러므로 X선 검사를 빈번하게 받는 것은 생각해 볼 일이다.

예를 들면 "1회의 흉부 X선으로 하루 반, 위 투과 검사로 1년 반 수명이 단축된다"는 전문가의 의견까지 있을 정도이다.

다음은 우리가 매일 쬐고 있는 자외선이다. 자외선은 몸에 필요한 비타민 D를 구성하는 데 있어서 없어서는 안 되므로 완전히 쬐지않을 수는 없지만, 그것은 매일 20~30분이면 충분하다고 한다.

그런데 예를 들어 햇빛이 강한 해변에서 4~5 시간 정도 일광욕을 하면, 세포 1개 당 약 1000만 개나 되는 DNA가 손상을 받게 된다.

최근 젊은 사람들 사이에 살갗을 태우는 것이 일종의 유행처럼 번지고 있는데, 이것도 역시 생각해 볼 문제이다. 특히 40세가 넘은 사람이 긴 시간 동안 일광욕을 하는 것은 피하는 것이 좋겠다.

자외선도 방사선과 마찬가지로 살인 광선이기 때문에 지구를 덮고 있는 오존층이 없으면 동식물도 사람도 존재할 수가 없다. 만약 우리의 몸이 태양 광선을 정면으로 받는다면 몸 구석구석까지 자외선이 침투하여 대량의 활성 산소를 발생시켜서 유전자가 모조리 파괴되어 즉사해 버리게 된다. 그러나 오존층이 대부분의 자외선을 흡수해 주기 때문에 우리는 이렇게 지구상에서 살아갈 수 있는 것이다.

그런데 헤어스프레이와 폐기된 냉장고에서 배출되는 프레온 가스에 의해 지금 이 오존층이 서서히 감소하고 있다.

현재로서는 오존층의 파괴가 현저하게 나타나고 있는 곳은 남극 주변뿐이지만, 일본 삿뽀로 등 여러 곳에서 오존량의 감소가 관측된다. 게다가 이제까지 방출된 프레온 가스에 의한 오존층의 파괴는 이제부터가 시작이라고 한다. 그리고 이 오존층의 파괴에 의해 피부암과 백내장이 증가하는 것은 틀림없는 사실이다. 때문에 세계 각국에서 이미 자외선에 대한 공포가 커지고 있으며, 남극에 가까운 오스트레일리아에서는 암 협회가 "오전 11시에서 오후 3시 사이에는 나무 그늘 안으로 들어가라"고 자외선에 대한 주의를 환기하고 있다.

■ 허혈 상태에 빠졌을 때

지금까지 설명한 것은 외부로부터의 유해 물질과 광선에 의해 활성 산소가 발생하는 경우였지만, 앞에서 말한 에너지 대사 외에도 생체 내부에서 활성 산소가 발생하는 경우가 있다. 그것은 허혈 상태에 빠졌을 때, 즉 조직이나 장기에 혈액이 충분히 공급되지 않을 때 그러니까 산소(O_2)와 영양분이 부족해지는 상태 등이다.

예를 들면 이미 말한 것처럼 활성 산소에 의해 만들어지는 과산화지질과 콜레스테롤이 혈관 벽에 부착하면 동맥 경화가 일어나 혈액이 잘 흐르지 않게 되거나, 일시적으로 멈추기도 한다. 이때 혈관 내에 대량의 활성 산소가 발생하고, 또 다시 흐르기 시작할 때도 활성 산소가 발생하게 된다.

동맥 경화가 심해져서 심근경색이나 뇌졸중에 걸린 사람은, 그렇지 않아도 산소와 영양소가 전신에 골고루 전달되지 않아 세포와 조직이 약해져 있는데, 설상가상으로 활성 산소가 심장과 혈관을 더욱 손상시키게 된다.

조직이 허혈 상태에 빠지는 것은 이러한 질병에 걸린 사람들뿐만이 아니다. 건강한 사람도 일상적으로 허혈 상태가 되는 수가 있다. 예를 들면 스트레스가 원인으로 생체 내에 분비되는 아드레날린과 같은 호르몬은 혈관을 수축시키는 작용을 한다. 아드레날린은 〈분노의 호르몬〉이라고도 하는데, 우리가 화가 날 때 안색이 창백해지는 것은 사실 이 아드레날린의 혈관 수축 작용에 의해 혈액이 잘 흐르지 않기 때문이다.

한편, 노드아드레날린은 〈공포의 호르몬〉이라고도 하며, 이것 역시 혈관 수축 작용을 하기 때문에 피가 흐르지 않게 되어 공포를 느끼게 되면 역시 새파랗게 질리는 것이다. 이처럼 스트레스에 의해서도 대량의 활성 산소가 발생한다.

현대는 스트레스 사회라고 말할 정도로 직장과 가정, 또 스트레스 발산을 위한 행락지에서조차도 분노와 불안을 느낄 기회가 넘치고 있다. 이러한 스트레스가 혈액의 흐름을 나쁘게 하고 활성 산소를 발생시켜, 여러 가지 질병의 원인을 만들고 있는 것은 확실하다.

그 밖에 우리 주변에는 활성 산소를 발생시키는 발암 물질들이 많이 있다. 식품 첨가물과 식품 속의 잔류 농약은 물론이고, 소독된 수돗물에 들어있는 트리할로메틴이라는 염소 화합물도 활성 산소를 발생시켜 암의 원인을 만드는 것으로 알려지고 있다.

그리고 여러 가지 질병을 유발하는 과산화지질을 함유한 식품도 우리 주변에 넘친다. 예를 들면 인스턴트 라면이나 포테이토칩 등이 그 대표적인 예이다. 또 오래 된 기름은 산화하여 과산화지질이 되므로 여러 번 사용한 튀김 기름과 표면이 황색을 띈 버터와 마가린, 시간이 지난 튀김, 기름을 사용해서 만든 과자도 주의해야 한다.

　이렇게 보면 〈나쁜 산소〉라 불리는 활성 산소가 우리 주변에 얼마나 많이 널려 있으며, 수많은 질병의 원인을 만들고 있는지 알게 되었을 것이다. 암을 비롯하여 여러 가지 성인병이 늘고 아토피성 질환도 줄어들지 않는 것은, 역시 활성 산소에 하나의 큰 원인이 있는 것이다. 그럼 어떻게 해야 이 활성 산소의 해악을 방지할 수 있을까?

　다음 장에서는 핵산의 유효성에 대해서 이야기하겠다.

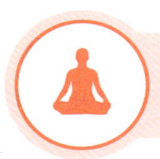

5. 손상된 세포를 회복시키는 핵산

■ **당신은 정말로 건강하신가요?**

그런데, '이렇게까지 활성 산소의 해악이 주변에 널려 있음에도, 어째서 많은 사람들이 다 성인병에 걸리지 않는 것일까?' 하고 이상하게 생각하는 사람들도 있을 것이다.

옳은 말이다. 오늘날의 생활 환경은 그야말로 이 세상의 모든 사람들이 다 병에 걸리지 않는 것이 이상할 정도로, 물질과 정신 양면에서 혹독한 것이 사실이다. 직업상 많은 사람들과 만나고 있는데, 자신은 아무 데도 이상이 없는 완벽한 건강체라고 자신 있게 말하는 사람은 거의 본 적이 없다. '최근에 어쩐지 위장이 거북하다', '쉽게 피로를 느낀다', '변비로 고생하고 있다', '머리가 지끈거린다', '약간만 몸을 움직여도 가슴이 두근거리고 숨이 차다'. '코가 잘 막힌다', '기침이 자주 나온다', 등등 몸 어딘가에 이상을 느끼고 있는 사람들이 정말 많다.

그러나 이러한 소위 환자 아닌 환자들은 '아직은 생활하는 데 별로

지장을 느끼지 않고, 병원에 가도 제대로 상대해 주지 않는다. 또 일과 생활에 쫓겨 병원에 갈 여유조차 아예 없다'고 말한다. 사실 질병은 이렇게 해서 한 걸음 한 걸음 진행되어 간다. 유전자와 세포가 활성 산소와 과산화지질에 의해 서서히 침범당하고, 또 나이와 함께 저항력이 약해져 머지않아 더 심각한 증상이 나타나게 되는 것이다.

암은 조기 발견에 의해 발견되는 1g의 크기가 되기까지 5년에서 10년이나 걸린다. 그러나 그 단계에서 발견되는 것은 그래도 다행이고, 발견했을 때는 이미 손을 쓸 시기를 놓친 상태가 되어 버린 경우도 적지 않다. 최근에 건강에 대한 관심이 높아지고 있는 것도 많은 사람들이 바로 그런 불안을 안고 있기 때문이다.

그러나 어쨌든 모든 사람들아 다 암에 걸리는 것은 아니다. 그것은 여러 번 말한 것처럼, 우리들 몸에는 생체의 방어 시스템이 기본적으로 갖춰져 있기 때문이다. 유전자와 세포는 상처받지 않도록 보호되고 있고, 설사 상처를 받는다 해도 활성 산소는 우리들의 원래의 대사 활동에서 생산되고 있기 때문에, 당연히 그 시스템도 갖추어져 있다.

그러므로 활성 산소의 해악을 방지하고 질병을 예방하기 위해서는 이 시스템을 살려서 더욱 강화해 나가면 되는 것이다.

앞장에서 말한 담배와 자외선 등에 대한 해를 피하고 규칙적인 생활과 의식생활에 유의하는 것은 물론이거니와, 동시에 이런 방어 시스템을 강화하는 방법이 있다면, 갖가지 의약품을 먹는 것보다 그것을 택하는 것이 더 자연스러운 일이 아닐까? 이 장에서는 질병 예방이라는 관점에서, 그 관점에 대해 살펴볼 것이다.

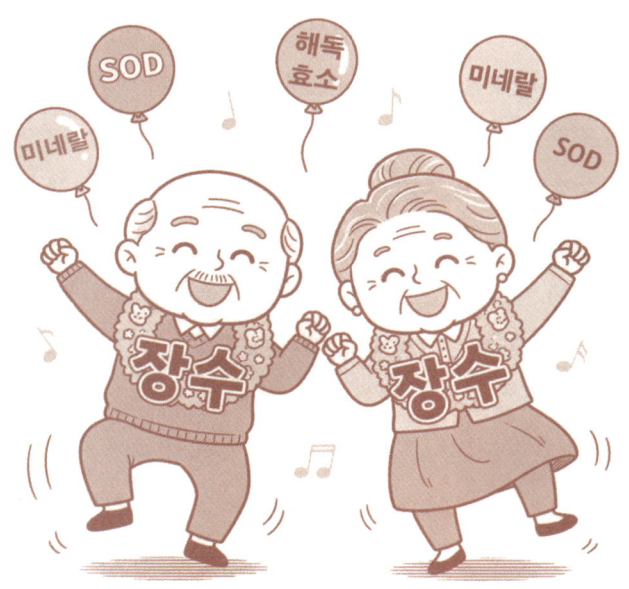

■ 해독 효소 SOD

방금 말한 것처럼 활성 산소는 하루하루의 에너지 대사 과정에서도 만들어지고 있는 독소다. 때문에 그것이 과잉되어 생체를 공격하게 되면 우리들의 몸은 당연히 그 공격 앞에서 몸을 보호하려고 한다. 이때 활성 산소를 처치하는 것이 SOD(슈퍼 옥사이드 디스뮤타아제)를 비롯한 해독 효소이다. SOD는 이름 그대로 에너지 대사에 의해 대량으로 발생하는 활성 산소, 슈퍼 옥사이드를 제거하는 해독 요소이다. 그리고 SOD가 슈퍼옥사이드를 처치하면, 이 슈퍼옥사이드보다 산소독이 약한 과산화수소가 생기게 된다. 그러나 과산화수소도 같은 활성 산소이므로 이 독소를 해독하기 위해 카탈라아제와 글루타티온 퍼옥시다아제가 작용하여 물로 환원시키고 만다.

다만 이들 해독 요소는 특정한 미네랄(금속)과 결합해야만 비로소 활약하는 금속효소이기 때문에 그 미네랄이 없으면 작용해 주지 않는다. 슈퍼 옥사이드에는 철, 망간, 구리, 아연이 카탈라아제에는 철이, 또 글루타티온 퍼옥시다아제에는 셀레늄이 필요하다. 그러므로 효소는 몸 안에 있어도 이들 미네랄을 몸 밖에서 공급하지 않으면 안 된다.

그런데 이들 해독 효소 가운데 가장 중요한 작용을 하는 SOD에 대해서는 여러 가지 설이 있다. 먼저 이들 산소는 DNA의 명령에 의해 생체 내에서 만들어지는데, 이것은 사람뿐만 아니라 동물이나 식물도 마찬가지이다.

그러나 만들어지는 양이 종에 따라 다르며, 또 사람에 따라서도 개인 차가 있어서 SOD가 많으면 많을수록 장수한다고 한다.

SOD는 또 식품으로서 외부로부터 섭취할 수 있기때문에 전문가들은 "SOD를 함유한 식품을 많이 먹으면, 노화에 따른 성인병을 극복하고 젊어져 장수할 수 있다"고 한결같이 말한다.

이 SOD를 많이 함유한 식품은, 예를 들면 콩류와 미역, 김 같은 해조류, 당근, 토마토 등의 녹황색 채소인데 아시는 바와 같이 이러한 것들은 전통적인 한국 음식에 없어서는 안 되는 식품이다.

이러한 점에서 오늘날에는 SOD를 첨가한 건강 식품이 세계 각지에서 널리 판매되고 있고, 미국에서는 극히 일반적으로 이용되고 있다. 또 일본의 한 지방 병원에서는 콩 등으로 만든 SOD 식품이 아토피성 환자의 치료에 사용되고 있다.

그런데 이 SOD도 40세가 지날 무렵부터 그 작용이 급속하게 둔화된다는 사실이 밝혀져 있다. 생체 내에서 만들어지는 양은 변치 않아도, 활성 산소가 과잉 발생하여 막상 활약해야 할 중요할 시기에 그 작용력이 뚝 떨어져 버린다는 것이다. 40세라고하면 남성이나 여성이나 체력의 감퇴를 실감하는 나이이다. 또 피부의 탄력이 없어지고 머리카락도 숱이 없어지는 등 현실적으로 노화가 시작되며, 암과 위장장애, 기관지염 등의 성인병이 늘게 되는 연령이기도 하다.

이러한 현상은 단순히 노화뿐만 아니라, 노화에 수반되는 SOD의 합성의 저하가 큰 원인의 하나인 것은 틀림없는 사실이다. SOD의 작용이 둔화되기 때문에 활성 산소의 해악을 막지 못하고, 다양한 질병들을 불러일으키게 되는 것이다. 때문에 40세가 지나면 의식적으로 식품을 통해 외부로부터 SOD를 섭취할 필요가 있다. 중 노년의 건강 유지를 위해 대두와 해조류, 녹황색 채소를 매스컴 등에서 자주 권유하고 있는데 이러한 이유가 있는 것이다.

■ 항산화제로서의 비타민

그런데 SOD 등의 효소 외에도 활성 산소를 제거해주는 것이 있다. 그것이 바로 비타민 C,E,A(카로틴), B1, B2, B6, 엽산 등의 비타민류이다. 이들 비타민류는 보통 활성 산소에 의한 산화 작용을 제거한다는 의미에서 항산화제라고 불리고 있다. 그 점에서는 SOD 등의 해독요소도 같은 항산화제이지만 분자량이 크기 때문에 고분자 항산화재라고 불리고, 비타민류는 분자량이 적기 때문에 저분자 항산화제라고 한다.

그런데 이미 말한 것처럼, SOD 등의 고분자 항산화제는 동물 및 식물의 체내애서 합성되는데, 비타민류 같은 저분자 항산화제는 식물에서는 합성되지만 동물의 체내에서는 만들어지지 않는다. 정확하게 말하면 만들어져도 극히 소량이거나, 합성하기 쉬운 유전자는 있지만 실제로는 만들어지지 않는 것이다. 따라서 우리는 이들 비타민을 외부로부터 섭취하는 수밖에 없다.

그것은, 비타민이 필수 영양소로서 건강 유지에 없어서는 안 되는 것이기도 하지만, 동시에 그 안에는 우리가 그 해독 요소를 가지고 있지 않은 일중항산소를 제거해 주는 항산화제가 있기 때문이다. 일중항산소라고 하면 슈퍼옥사드보다 강력한 활성 산소이다.

그런 만큼 비타민류와 같은 항산화제는 필요 불가결한 것으로 적극적으로 섭취해야 하는 것이다.

그럼 그 몇 가지 작용을 살펴보자.

● 비타민Aβ(카로틴)

잘 알려진 녹황색 채소, 당근, 토마토, 피망 등에 많이 함유되어 있는 이 β카로틴은 체내에 들어가면 비타민 A로 변한다.

이 β카로틴은 이들 녹 녹황색 채소의 색소에 함유되어 있는데, 같은 비타민류 중에서도 항산화력이 월등하게 강하고 또 우리가 해독요소를 가지고 있지 않은 일중항 산소를 제거하는 작용이 있다. 그 항산화력은 예를 들면 바타민E의 100배나 된다고 하며 노화와 암, 성인병의 예방에 꼭 필요한 요소이다.

● 비타민 E

비티민 E도 일중항산소의 강력한 항산화제로서 잘 알려져 있다. 또, 불포화 지방산의 산화를 방지하여 과산화지질의 증가를 억제해 주기 때문에 동맥 경화의 원인을 제거하고 세포와 유전자를 활성 산소의 공격으로부터 지켜 준다.

식품으로서는 식물성 기름, 장어, 고등어 등의 어류, 콩, 호박 등의 채소에 많이 함유되어 있다. 하지만 지방이 많이 들어 있는 것이 많아서 지방을 적게 섭취하고 효율적으로 비타민E를 활용하기 위해서는 콩 등의 채소를 통해 섭취하는 것이 이상적이라고 하겠다.

● 비타민C

여러 가지 과일과 채소에 함유되어 있는 비타민 C는 비타민 E 등과 비교하면 생체 내에 대량으로 들어 있으며, 게다가 끊임없이 분해 대사되어 20종류 가까운 대사물로서 작용하고 있다. 또한 최근의 연구에서는 이 대사물 중의 몇 가지에 활성 산소를 제거하는 작용이 있다는 사실이 밝혀졌다. 더욱이 이 비타민 C는 면역 기능을 강화하여 항암 작용이 있는 인터페론의 생산을 높인다는 사실도 알려져 있어 암의 예방에 효과가 있다.

● 비타민 B2

간이나 계란, 우유 등에 많이 함유되어 있는 비타민 B2가 부족하면 활성 산소의 해독 요소인 글루타티온퍼 옥사다아제의 작용이 약해져 장기 중의 과산화지질이 늘어나는 것으로 알려져 있다.

● 엽산

엽산은 체내의 혈액과 핵산의 합성에 빠질 수 없는 영양소이다. 또 지금까지의 연구에서는 엽산을 매일 일정량 섭취하면 폐암 등 암의 억제에 효과가 있다는 사실이 알려져 있다. 솝 식품(Saponin, 사포닌)으로서 콩과 녹황색 채소에 많이 함유되어 있다.

● 아연

아연은 SOD를 도와서 활성산소를 제거하는 미네랄이다. 뿐만 아니라 체내에서 단백질의 일종을 만들며 그것이 활성 산소를 없앴다는 것이 최근의 연구에서 증명되었다.

그 밖에도 철, 망간, 구리 등의 미네랄도 해독 요소의 조효소로서 중요하므로 적극적으로 식품을 통해 섭취해야 한다.

이렇게 비타민과 미네랄은 지금까지처럼 생체 유지에 필요한 영양소라는 측면에서뿐만 아니라, 활성 산소를 제거하여 암과 성인병을 예방하는 항산화제로서도 재인식되고 있다. 다만 주의해야 할 것은 가능한 한 비타민제와 같은 화학 약품은 삼가고 식품을 통해 섭취해야 한다는 것이다. 그것도 가능하면 무농약 재배를 하여 첨가물이 들어 있지 않은 자연 그대로의 것이 바람직하다고 생각한다.

그것은 전주 S병원 N박사의 연구에 의하면 시판하는 비타민제와 천연 식품을 사용한 실험에서, 비타민제의 경우 활성 산소와 과산화지질을 제거하는 효과가 상당히 낮다는 것이 밝혀졌다. 이 실험 결과에 대해 그는 "활성 산소가 발생하고 있는 세포막에서는 비타민제와 같은 화학 약품이 이물질로 인식되어 그다지 흡수가 되지 않는 것 같다."고 말했다.

그래서 그는 비타민과 미네랄이 풍부하게 들어 있는 무농약 대두 등을 사용한 식품을 독자적으로 개발하여 암 환자와 아토피성 환자에게 투여하고 있다.

뒤에서 자세히 설명하겠지만 〈초핵산 CMI 핵산〉도 무농약 대두를 주원료로 제조한 것이다. 이미 말한 것처럼 대두는 비타민과 미네랄 외에도 SOD를 많이 함유하고 있기 때문에 활성 산소를 퇴치하는 항산화제로서 가장 적절한 식품이라 하겠다.

■ 최근에 주목받는 요산의 효과

〈요산〉이라고 하면 잘 모르는 분이 많을지도 모르겠다. 최근 일본에서도 서서히 늘어나고 있는 통풍의 원인이 바로이 요산이다. '사치병', 또는 '미식가가 걸리는 병'이라고도 하는 이 통풍이라는 이름은 지나치게 많은 요산이 혈액 속에 고이면 관절에 바늘 모양의 결정이 만들어지는데, 이것이 폐에 닿으면 약간만 바람이 불어도 아프다는 데서 유래되었다고 한다.

요산이란 한 마디로 말하자면 생물이 생명 활동을 영위하는 과정에서 배출되는 폐기물이라고 할 수 있다. 여러 번 언급했지만 우리 몸의 세포는 신진 대사에 의해 매일 재생되고 또 단백질과 효소를 비롯한 여러 가지 물질을 합성하거나 분해함으로서 생명 활동을 영위하고 있다. 그 과정에서 당연히 불필요한 것이 나와서 폐기되는 것이다.

예를 들면 노화하여 쓸모 없게 된 세포는 파괴되어 버려지는데, 그 때 낡은 세포는 요산으로 분해되어 배출된다. 정확하게 말하면 세포핵, 특히 핵산의 구성 물질인 핵산 염기가 분해된 것이 요산이며 그 요산이 폐기물로 버려지는 것이다. 그 양은 매일 750mg인데 동시에 같은 양의 핵산 염기가 새로 만들어지고 있다.

그런데 이와 같은 요산이 인간과 유인원의 체내에서는 〈요산 풀〉이라 하여 항상 1200mg이 버려지지 않은 채 저장되어 있다. 다른 포유류는 대부분을 버리는데 진화의 정점에 있는 영장류만은 일부러 신장에서 재흡수하여 저장하고 있는 것이다. 실은 이것이 장수와 관련되어 있다고 하는데 사실 혈중 요산치가 높은 생물일수록 오래 살며, 평균하여 인간은 다른 포유류의 10배에 해당되는 요산을 체내에 저장하고 있다는 사실이 밝혀져 있다.

인류의 진화 과정에서 요산을 배출하기 쉬운 형태로 분해하는 우리카아제라는 효소를 없앤 것이 그 원인으로 추정되고 있지만, 그럼 왜 영장류만이 요산을 저장하는 것일까? 이 점이 오랫동안 수수께끼로 되어 있었지만 최근 요산에 활성산소를 제거하는 작용이 있다는 사실이 밝혀졌다.

최근의 성과에 의하면 요산에는 다음과 같은 효과가 있다는 사실이 확인되었다.

1. 일중항 산소와 하이드록실래디컬을 제거한다(인간은 그 해독 요소를 가지고 있지 않다).
2. 과산화지질의 생성과 용혈을 저지한다.
3. 백혈구와 마이크로파지의 보호에 의해 면역 기능을 유지한다.
4. 산화된 비타민C를 환원하여 재이용이 가능하게 한다.

그 중에서도 활성 산소를 제거하는 항산화력은 비타민 E보다 강력하다고 한다. 더욱 흥미로운 사실은, 요산은 타액과 위액 등의 소화액에 다량으로 함유되어 있으며, 이 강력한 항산화력에 의해 음식 속의 발암 물질의 발암성을 억제하고 있다는 것이다.

이와 같이 원래는 폐기물이었던 요산을 진화의 과정에서 저장하게 됨으로써 노화와 암, 면역 부전, 동맥 경화 등 여러 가지 질병으로부터 우리 몸을 보호하여 인간의 수명을 연장해온 것이다.

■ 핵산이 왜 좋은가?

그런데 이 요산은 실은 핵산과 깊은 관련이 있다. 방금 얘기한 것처럼 요산은 폐기물이기 때문에 매일 750mg이 버려지고 있다. 이것은 1200mg의 요산풀의 반 이상에 해당되므로, 당연히 이와 같은 양의 요산이 매일 만들어지고 있는 것이다.

이 요산은 체내의 핵산 성분과 식품 속의 핵산 염기 등으로 합성되고 있다. 것이다. 즉, 외부에서 섭취한 핵산이 요산의 원료가 되는 것이다. 이와 같은 형태로 핵산은 활성산소를 제거하고 있다. 더욱이 핵산 자체도 항산화제로서 큰 역할을 하고 있다.

그러나 핵산의 중요성은 좀 더 다른 곳에 있다. 되풀이해서 말하지만 지금 우리 주위에는 활성 산소를 생성하는 물질과 조건이 넘치도록 많이 있다.

아직 환경이 오염되지 않았던 시대에는 체내에서 만들어지는 효

핵산의 저속 노화 혁명

소와, 식물에서 섭취하는 비타민 등으로 활성산소의 해(害)를 방지하는 것이 충분히 가능했다. 그러나 이렇게까지 환경이 오염되어 버린 오늘 날에는 더 이상 그런 효과를 바랄 수조차 없다. 해독 요소와 비타민, 요산만으로는 충분히 막을 수 없기 때문이다. 사실, 그 결과가 암의 성인병의 증가로 나타나고 있다.

그럼 어떻게 해야 좋을까? 우선은 하루하루의 식사에서 SOD와 비타민이 많이 함유된 식품, 요산의 원료도 되는 핵산 식품을 적극적으로 먹는 것이다. 핵산 식품을 많이 섭취함으로써 통풍을 염려할지 모르겠지만, 최근의 연구에서는 핵산식에 의해 혈중요산치가 상승하지는 않는다는 실험 결과가 나왔다.

그러나 여기에도 커다란 문제점이 있다. 농약 덩어리, 약품 덩어리인 식품으로부터는 해가되면 되었지 항산화제를 효율적으로 취하기가 웬만해서는 어렵기 때문이다 따라서 가능하면 비타민과 미네랄이 풍부하게 들어 있는 SOD식품과 핵산 식품 등의 건강식품을 영양 보조 식품으로 섭취하는 것이 좋다. 그리하여 먼저 활성 산소의 해를 방지하고, 세포와 유전자의 손상을 최소한으로 저지하는 것이다. 그러나 그래도 활성 산소는 발생한다. 그리고 세포를 손상시키고 유전자를 파괴하여 서서히 질병을 준비해 간다.

앞에서 이미 말한 것처럼 유전자가 손상되거나 암 유전자가 자극을 받아 암 세포가 만들어진 후, 그것이 1g의 조기암으로 성장하가까지는 5년에서 10년이라는 세월이 걸린다.

그런데 모든 사람들이 다 암에 걸리는 것은 아니다. 거기에는 각자의 식생활과 체내의 SOD 활동 등 다양한 면을 생각할 수 있지만, 단지 기본적으로 말할 수 있는 것은 신진대사 등에 의해 손상된 유전자를 복구하는 능력에 있어 개인 차가 있다는 것이다.

그러므로 활성화 산소의 발생 자체를 억제하는 것도 중요하지만 그 이상으로 중요한 것은, 활성 산소에 의해 손상된 세포의 유전자를 복구하는 능력을 높이는 것이다.

실은 〈초핵산CMI핵산〉 등의 핵산 식품을 섭취하는 것의 최대 장점은 이 점에 있다. 노화와 함께 신진대사는 둔화되고 유전자의 복구 능력도 떨어진다. 이 노화 자체를 저지하는 것은 유전자를 재조직이라도 하지 않는 한 불가능하다.

그러나 노화의 속도에는 개인 차가 있어서 빨리 늙는 사람이 있는가 하면, 오래도록 젊음을 유지하는 사람도 있다. 노쇠하기 쉬운, 신진대사를 다시 활발히 하여 노화의 속도를 늦추고 젊음을 유지한다는 데 있다. 그리고 세포의 복구 능력을 높여 암 등이 발생하는 것을 미연에 방지해 주기도 한다.

질병의 예방이란, 세포의 단계에서 말하자면 활성 산소 등에 의해 손상된 세포를 빨리 복구하고, 파괴된 것은 새로운 것으로 교체하여 원래의 건강 상태로 되돌리는 것이다. 〈초핵산CMI핵산〉 등의 핵산 식품은 이것을 가능하게 해 준다.

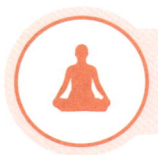 6. 핵산 효과의 비밀

■ 나 자신이 경험자

이제 핵산의 우수성을 모두 파악했을 것이라고 생각한다. 지금까지의 경험을 통해 말하자면 핵산은 분명히 효과가 있다. 질병의 예방에 있어서도 가장 우수하다. 그리고 무엇보다도 좋은 것은 피부에 윤기가 돌면서 젊어지고, 몸도 가볍고 활기가 생겨 무슨 일에나 자신감을 가지고 대처할 수 있게 된다는 것이다. 특히 거의 모든 간장병 환자들은 예전보다 두 배로 일해도 그다지 피로를 느끼지 않게 되었다고 한다. 그 빠르고 정확한 효과에는 그저 놀라울 뿐이다.

그럼 그토록 효과가 있는 〈초핵산CMI핵산〉이란 도대체 어떤 것일까? 이제부터 10년 이상의 세월에 걸쳐서 만들어 낸 〈초핵산CMI핵산〉에 대해서 이야기하겠다.

지난 몇 년 동안, 건강 식품의 붐 속에서도 핵산이 가장 화제를 불러일으키면서 그 중요성이 재인식되어 다양한 핵산 식품이 영양 보조 식품으로 시장에 나돌게 되었다. 그러나 거기에는 그럴 만한 충분한 이유가 있다는 것을 이미 알았을 것이다. 핵산은 우리의 몸을 만들고 있는 원료 그 자체이며, 또 유전자 DNA로서 몸을 유지해 가는 첫 번째 사령탑이기 때문에 그것이 부족하거나 파괴되면 다시 보급하지 않으면 안 된다.

그리고 유전자 연구와 활성 산소의 발견 등에 의해 핵산이 수많은 질병과 노화에 효과가 있다는 사실이 밝혀지고, 또 다량으로 복용해도 부작용이 전혀 없기 때문에 지금은 의사를 비롯하여 많은 분들이 핵산 식품 섭취를 권장하고 있다.

이미 머리말에서 밝혔듯이 15년 전 암으로 쓰러졌을 때 우연히 한 핵산액에 의해 목숨을 건진 이후 이른바 필생의 작업으로 핵산 연구에 몸을 바쳐 수많은 시행 착오를 되풀이하면서 〈초핵산CMI핵산〉 제조에 몰두해 왔다.

그리고 같은 암으로 고생하는 환우들과 함께 간장병, 심장병, 당뇨병, 류마치스, 아토피성 질환 등으로 고생하시는 수많은 환우들에게 희망을 드릴 수 있었다.

이런 분들의 체험담에 대해서는 마지막 부분에 정리하여 게재하겠지만, 그럼 왜 〈초핵산CMI핵산〉이 그토록 효과를 올릴 수 있었을까? 조금은 자화자찬 같은 이야기가 되겠지만 지금까지의 체험과 연구 성과에 대해서 이야기하고자 한다.

핵산의 저속 노화 혁명

■ 〈CMI핵산〉의 비밀 - 1

　일반적인 데이터로서, 핵산 함유량이 많은 식품으로는 닭과 소, 돼지의 간, 정어리, 단초비, 참새우, 멸치 등의 어류, 채소로는 콩 등의 콩류와 표고버섯 같은 버섯을 들 수 있다. 이 식품들 중에서 수많은 시행 착오 끝에 〈초핵산CMI핵산〉을 만드는 원료로서 〈천연 무농약 콩〉을 선택했다. 거기에는 다음과 같은 이유가 있다.

　닭과 돼지의 간, 정어리 등의 어류에는 많은 양의 핵산이 함유되어 있는 것이 사실이지만, 염려되는 것은 오염 문제였다. 양식 닭과 돼지는 빨리 살찌우기 위해 항생 물질 등 여러 가지 약품이 들어 있는 사료로 키웠다. 또 정어리 등의 어류는 천연 식품이기는 해도 바다의 오염이 걱정이었다. 그래서 품질에 문제가 없는 핵산을 추출하기 위해 갖가지 무농약 채소를 시험한 결과 원산종에 가까운 콩에 주목하게 되었다. 왜 이런 콩을 고집했는가 하면, 수입콩에는 대량의 농약이 사용되고 있기 때문이었다.

　콩은 뭐니뭐니해도 영양 밸런스가 뛰어난 식품이다. 물론 식물들 중에는 핵산 함유량이 가장 많은 편에 속하고 "밭에서 나는 쇠고기"로 일컬어질 정도로 양질의 단백질과 인, 칼슘, 철 등의 미네랄을 다량 함유하고 있다. 더욱이 비타민 B군과 카로틴(비타민A) 등의 비타민도 풍부하다.

　사실 이것은 핵산 섭취에 있어서 매우 중요한 포인트이다. 그것은 핵산이 체내에 들어가 힘을 발휘하기 위해서는 단백질(아미노산)과 같은 영양소와 비타민, 미네랄 등의 도움이 없어서는 안 되기 때문이다. 더욱이 활성산소에서 이야기한 것처럼 활성 산소를 제거하는 SOD의 체내 효소에 있어서도 비타민과 미네랄은 중요하다.

그럼 다음 페이지의 〈초핵산CMI핵산〉의 성분표를 보기 바란다. 〈CMI핵산〉은 많은 핵산과 함께 아미노산과 비타민, 미네랄을 풍부하게 함유하고 있다. 그것은 콩을 원료로 했기 때문이다. 그리고 성분표에서 이미 발표되어 있다. 이것은 산모의 모유에 필적할 만큼 아미노산의 영양가가 높다는 것을 의미한다. 다른 유사품에 대해서는 자세히 모르겠지만 정어리, 연어 등의 해산물과 표고버섯을 사용하는 곳이 많은 모양이다.

그런 것에 비해 〈CMI핵산〉이 이렇게 신속하고 정확하게 효과를 발휘하는 비밀은 바로 다음과 같은 점에 있다고 나는 생각한다.

즉 핵산과 함께 다른 영양소가 풍부하며, 균형 있게 포함되어 있어서 놀라운 상승 효과를 발휘할 수 있다는 것이다.

그리고 콩에 관해서 말하자면, 최근 그 안에서 발견된 DDMP사포닌이라는 새로운 물질이 활성 산소를 제거하고, 또 간장 장애를 억제하며 심지어는 놀랍게도 에이즈바이러스까지 공격한다는 사실이 보고된다.

〈초핵산 CMI핵산〉의 성분표
(분석 : 도쿄 농업 대학, 식품 분석 센터)

● **핵산**
DNA(디옥시리보 핵산) ·· 32.0ug/ml
RNA(리보핵산) ··· 188.5ug/ml

● **아마노산**
이소류신 ·· 1.8mg/100g
로이신 ··· 2.9mg/100g
리진 ··· 5.5mg/100g
메티오닌 ·· 1.2mg/100g
사스틴 ··· 2.1mg/100g
페날알라린 ··· 2.2mg/100g
티로신 ··· 1.8mg/100g
트레오닌 ·· 2.4mg/100g
발린 ··· 2.1mg/100g
일기닌 ··· 6.8mg/100g
글루타민산 ··· 18.5mg/100g
글리신 ··· 8.2mg/100g
브로닌 ··· 8.2mg/100g
세린 ··· 2.5mg/100g
아스파라긴산 ·· 일정하지 않음
트립토반 ··· 일정하지 않음

● **미네랄 비타민류**
칼슘. 인. 마그네슘. 나트륨. 칼륨. 비호틴. 비타민 B6. 비타민 B12. 엽산. 판토텐산. 나이아신

8. 화학합성한 것이 아니므로, 수치에 약간의 차이가 있을 수 있다.

■ 〈CMI핵산〉의 비밀 - 2

〈초핵산 CMI 핵산〉의 두 번째 비밀은 그것의 독자적인 제조법에 있다. 콩에서 단지 핵산만을 추출하는 것이 아니라 독자적인 발효 양조 기술에 의해 오랜 시간을 들여 만들어 내는데 실은 이 제조법이 아주 중요한 포인트인 것이다.

물론 이러한 제조법은 하루아침에 완성된 것이 아니다. 원래는 서울 농과 대학의 한 연구 기관에서 개발이 시작되었으며, 그 후 십수년에 걸쳐쳐 많은 연구자들이 이를 이어받아 완성시킨 독자적인 제조법이다.

그 개략을 설명하면 다음과 같다.

우선 가장 먼저 오염되지 않은 콩에서 핵산을 추출한다. 그런 다음 이것을 배양기(培養基)로 유산균을 비롯한 16종류의 유익균을 효모를 사용해 장시간에 걸쳐 공생 배양(共生培養)시킨다. 거기에는 약 7~8년이라는 오랜 시간이 걸린다.

이렇게 함으로써 유익균들이 서로 대항하여 활발하게 자기 번식을 하는데, 그 때 각각의 유익균이 매우 강력한 유효물질을 분비하게 된다. 이 분비물을 분리하여 농축 정제한 것이 〈초핵산CMI핵산〉이다.

이 정도의 설명으로는 충분히 이해할 수 없을지 모르겠지만, 어쨌든 〈초핵산CMI핵산〉에는 다량의 핵산뿐만 아니라 유산균 등 16종류의 유익균의 분비액이 함유되어 있다는 것이다.

그래서 이것이 훌륭한 효과를 발휘하게 된다. 왜냐 하면 유산균 등의 유익균은 1종류만으로는 우리 몸에 그다지 효과가 없다고 하는데 〈CMI핵산〉에는 16종류나 되는 유익균이 들어있다. 그리고 이것이 살아 있는 유익균 자체라면 열에 약한 데다 타액. 위액 등 소화액의 강한 살균 작용으로 그 효과가 반감되어 버리지만 〈'CMI핵산〉은 유익균 자체가 아니라, 그 분비액을 정제한 것이기 때문에 그러한 염려가 없다.

7년이나 공식 배양을 거쳐 만들어진 이 분비액은 참으로 강력하다. 또한 이 분비액은 혈액과 함께 우리 몸 안을 돌아 유익균이 활발하게 작용할 수 있는 상태를 만들어 주기 때문에 온몸의 세포가 활성화되어 젊음을 되찾고, 그 중에서도 건강 유지에 중요한 역할을 하고 있는 장의 활동을 활발하게 해 준다. 그러므로 소화 흡수 활동을 활발하게 하고 나아가서는 면역 기능도 높여 주게 된다.

이미 암에 관한 설명에서 말했듯이 병원의 항암제 치료와 병행하여 〈CMI핵산〉을 마시면 치료에 의한 부작용이 적고 면역력도 떨어지지 않은 것은 실은 여기에 비밀이 있었던 것이다. 그뿐만 아니다. 발효 양조라는 기술이 뛰어난 것은 〈CMI핵산〉의 항산화제로서의 기능을 높여 준다는 점에도 있다.

항산화제에 대해서는 앞장에서 이미 다루었지만 〈CMI핵산〉 중에서 핵산을 비롯하여 각종의 비타민과 미네랄 등의 항산화제가 다량으로 함유되어 있어 질병의 원인이 되는 활성 산소를 제거해 준다 그러나 앞에 나온 S병원 N박사의 연구에 의하면, 식품 속에 함유된 항산화제는 같은 항산화제끼리 혹은 다른 물질과 강하게 결합되어 있는데(이러한 상태를 '중합'이라고 한다). 이 중합을 풀어 주지 않으면 몸 안에서 황산화제로서의 작용을 충분히 할 수 없다고 한다.

예를 들면 대두 속의 카로틴은 같은 카로틴과 단백질 등과 서로 굳게 손을 잡고 있기 때문에, 그대로 먹어도 항산화제로서 그다지 활약해주지 않는다는 이야기이다.

물론 우리는 콩을 익히지 않은 채 날 것을 그대로 먹지는 않는다. 굽거나 삶거나, 열을 가해 조리해서 먹는다. 실은 이렇게 가열 조리함으로써 일단 중합의 고리가 풀린다.

다음에 먹어서 소화함으로서, 즉, 타액과 위액 등의 소화제에 의해 다시 한 번 중합이 풀린다. 건강한 사람이면 이것으로 충분하지만 임상 실험에 의하면, 가열한 항산화제를 조합하여 아토피성 환자에게 투여해도 거의 효과가 없었다고 한다.

그래서 경희 한의대 송병기 박사는 중합을 더욱 풀어 주기 위해 다양한 조리법을 고안했는데 그 중의 한 가지 중요한 방법이 바로 누룩 발효이다. 콩이라면 콩을 발효시킴으로서 단백질 등의 중합이 거의 완전하게 풀어져 핵산과 비타민, 미네랄 등의 항산화제가 충분히 활성화되며, 더욱이 활성 산소와 과산화지질이 장애를 일으키고 있는 세포막까지 이들 항산화제를 확실하게 운반할 수 있다는 것이 경희 한의대 송병기 박사의 의견이었다. 이것은 임상 실험을 통해서도 확인되어 있는데 발효한 것과 발효하지 않은 것에는 현격한 차이가 있다는 것이다.

이제 이해되었는지 모르겠다. 발효 양조라는 제조법은 먼저 세포를 활성화시키는 강력한 분비액을 생성하고, 나아가서는 중합을 단절하여 항산화제가 정확하게 환부에 도달하게 함으로서 최대한으로 활약할 수 있는 상태를 만들어 준다.

바로 그렇기 때문에 암을 비롯하여 활성 산소가 원인이 되어 유발되는 참으로 다양한 질병에 대해 〈CMI핵산〉이 놀라운 효과를 올릴 수 있었던 것이다.

이러한 〈CMI핵산〉의 유효성에 대해서는 현장의 의사들도 인정하고 있다. 〈CMI핵산〉에 대해 정통한 K대학의 S박사는 이렇게 말한다.

"시중에 유통되고 있는 핵산 식품은 가공하거나 코팅한 것이 많은데, 〈CMI핵산〉은 수용액으로서 DNA가 코팅되지 않고 노출된 상태로 되어 있다. 그래서 몸의 각 조직에 빨리 도달하고 또한 흡수도 빠르다고 할 수 있다. 그러므로 세포를 활성화하여 저항력을 높일 수 있는 것일 것이다. 최근에는 병원에서의 암 치료도 항암제의 부작용이 너무나 강하기 때문에 저항력을 높여 주는 치료법으로 바뀌고 있는데, 그런 점에서도 〈CMI핵산〉을 항암제 치료 등과 병행하면 환자가 가장 이상적인 효과를 얻을 수 있지 않을까?

현장의 의사에게서도 이런 말을 들을 수 있었다.

■ 〈CMI핵산의 비밀〉- 3

 지금까지는 오로지 질병의 치료와 예방이라는 관점에서 이야기해 왔지만 여기서는 〈CMI핵산〉의 전혀 다른 측면을 소개하겠다.

 분명히 〈CMI핵산〉은 의약품은 아니지만 그것을 먹음으로써 여러 가지 질병 치료에 효과를 올릴 수 있고 또 예방에도 매우 큰 효과가 있다. 그것은 지금까지 〈CMI핵산〉을 사용한 사람들의 체험담을 읽어도 좋을 것이다. 목적에 따라 먹는 방법은 다르지만 〈CMI핵산〉을 마시면 우선 안색부터 좋아지고 몸이 가벼워진다.

 본인이 처음으로 이것을 마셨을 때는 이미 의사도 포기했을 정도로 죽음의 자리에서 일어설 수 없는 상태였지만 이것을 대량으로 마신 몇 시간 후에는, 몽롱하던 시계가 마치 카메라의 초점을 맞출 때처럼 똑똑히 보이기 시작했다. 다음에는 몸이 아주 가벼워져서 혼자서 화장실에 갈 수 있게 되었다. 또 〈CMI핵산〉을 마신 분들이 자주 하는 말은 "자기 전에 마시면 이튿날 아침에 일어나는 것이 힘들지 않았다. 또 피로가 쌓이지 않게 되었다."라는 것이었다.

 지금 말한 것과 같이 마시는 방법은 다양하지만 기본적으로 〈CMI핵산〉은 의약품이 아니기 때문에 병원 약과 함께 마시든, 아니면 아무리 많이 마셔도, 어떤 방법으로 마셔도 부작용이 생길 염려가 전혀 없다. 다만 지금까지의 경험에 비추어 보면 건강 유지와 질병의 예방을 위해 마시는 경우에는 하루에 세 번에서 네 번, 식사 사이에 마시는 것이 기본이라고 생각한다. 아침에 일어났을 때와 밤에 자기 전에 마시는 것도 효과가 있다. 그 때 한 잔의 물과 함께 마시면 더욱 효과가 좋아진다.

또 〈CMI핵산〉은 발효액이므로 독특한 냄새가 있기 때문에 그 냄새를 싫어하는 사람은 커피나 녹차, 주스 등에 섞어서 마셔도 효과는 전혀 변하지 않는다. 양은 이틀에서 사흘에 10cc가 표준이다. 다만 암 등으로 투병 중인 환우에게는 두 시간마다 4cc씩 마실 것을 권한다. 시간적으로도 양적으로도 그것이 핵산의 최고 허용량이라고 할 수 있다.

그럼 처음에 말한 것처럼, 이것과는 전혀 다른 〈CMI핵산〉의 측면을 소개하겠다.

〈CMI핵산〉은 이렇게 건강을 위해서 마시는 것만이 아니다. 실은 조미료로서도 뛰어난 효과를 발휘한다. 조미료로서의 〈CMI핵산〉은 식품이 가지고 있는 원래의 맛을 이끌어내고 더욱 감칠맛과 순한 맛을 더해 주는 데다 식품의 신선도를 유지해 준다. 그래서 일반 가정뿐만 아니라 빵집이나 국수 가게, 튀김 가게 같은 전문 매장에서도 많이 사용하고 있다.

본인 경우는 식사할 때 고기와 된장국, 낫토(삶은 메주콩을 띄운 음식) 등 온갖 음식에 한두 방울씩 뿌려서 먹는다. 그뿐만이 아니다. 〈CMI핵산〉은 화학 약품이 아니라 천연 식품이기 때문에 사람의 몸에 좋은 것은 물론, 그 밖의 동물과 식물에도 아주 뛰어난 효과가 있다.

그래서 사육하는 개와 소가 병에 걸렸을 때 마시게 했더니 금방 기운을 차렸다는 이야기가 있다.

그리고 지금은 멜론, 포도 등의 과수 재배와 오이, 가지, 고구마 등의 채소 재배, 그 밖에 장어, 잉어, 빙어, 새우의 양식에까지 폭넓게 〈CMI핵산〉이 사용되고 있다.

또 있다. 조금 전에 안색이 좋아진다고 했는데 〈CMI핵산〉을 화장품에 섞어서 사용하면 효과 만점이다. 화장이 잘 받고 피부가 촉촉해진다. 또 항암제의 부작용으로 머리카락이 빠졌을 때 〈CMI핵산〉을 물에 희석하여 머리에 직접 바르거나, 양모제에 섞어서 바르면, 시간은 걸리지만 머리카락은 확실히 다시 자란다. 그 밖에 무좀과 상처, 화상의 환부에 발라도 현저한 효과가 있다.

이렇게 〈CMI핵산〉은 참으로 다양한 용도로 사용할 수 있다. 마실 뿐만 아니라 직접 바르거나 음식에 사용해도 좋고, 화장품에서 채소 재배, 물고기 양식에까지 사용할 수 있으며, 게다가 각각의 방법에서 우수한 성적을 올리고 있다. 그런 '마법의 묘약 같은 것이 어디 있을라고?' 하고 생각하는 분들도 있을지 모르겠다.

그러나 이 모든 것은 지금까지 그 원리가 모두 설명된 것들뿐이다. 허풍도 과장도 아니고 모두 사실이다. 실제로 지금도 많은 분들이 다양한 목적으로 사용하고 있다. 그럼 여기서 〈CMI핵산〉의 다양한 사용법에 대해 간단하게 정리해 보자.

조미료로 사용할 경우

커피, 홍차, 청주, 된장국 등의 음식에서 샐러드, 두부, 낫토 같은 식탁의 반찬에까지 두세 방울 떨어뜨리기만 해도 감칠맛이 나고 맛이 순해진다.

또 조리에도 응용해 보기 바란다.

예를 들면 밥을 지을 때, 음식을 끓이거나 삶을 때, 고기를 구울 때, 나아가서는 우동이나 메밀을 반죽할 때, 튀김 요리를 할 때 등 여러 가지 조리에 사용할 수 있다. 모두 〈CMI핵산〉을 사용함으로서 색과 윤기, 맛이 좋아지고, 풍미와 신선도가 좀처럼 떨어지지 않는다.

그런 데다 가족들의 건강까지 유지할 수 있다.

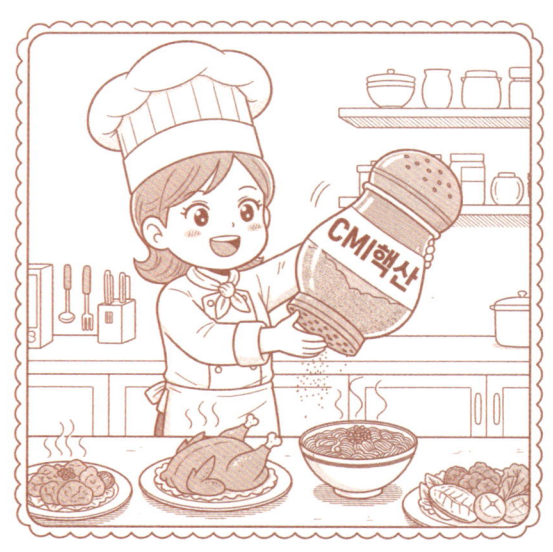

생선 식품의 보존에 사용할 경우

⟨CMI핵산⟩을 수백 배로 희석한 물에 3분 정도 담궈 두면 신선한 채소와 생선 등의 냄새가 제거되고, 신선도를 유지하면서 냉장고에 보존할 수 있다. 또 우엉과 마늘 등을 두세 시간 담궈 두면 떫은 맛을 제거할 수 있다.

그리고 모시조개, 바지락 같은 조개를 그 물에 담그면 해감을 토하게 하고 염분을 제거하는 효과가 있어 4~5일 동안은 살아 있다. 사용한 물은 버리지 말고 정원수나 화분의 식물에 주면 해충이 생기지 않고 잘 자란다.

피부나 환부에 바를 경우

무좀, 상처, 화상 등의 환부에 ⟨CMI핵산⟩을 직접 바르면 확실한 효과가 나타난다.

무좀의 경우 그 정도에 따라 다르지만 중증인 환우도 끈기 있게 발라 완치한 예가 많이 있다. 또 코의 질환으로 코가 막히는 사람은 직접 ⟨CMI핵산⟩을 바르면 곧 트이게 된다.

발모제로 사용할 경우에는 물로 희석하여 바르거나 시판하는 발모제를 혼합하여 사용하면 좋을 것이다. 이것 역시 시간이 걸리지만 머리카락이 확실히 자란다. 또 이미 말한 것처럼 로션이나 크림 등 화장품에 섞어서 사용하면 효과 만점이다.

원예나 채소 재배에 사용할 경우

〈CMI핵산〉을 40배에서 1만 배로 희석하여 농작물의 잎에 뿌리거나 토양에 배합하면 병충해에 대한 저항력이 강해지고, 색과 윤기, 모양, 맛이 좋아지며, 단맛이 더해지고, 보존 기간도 늘어나 더 많은 수확을 기대할 수 있다.

원예와 채소재배에 있어서는 토지, 기온, 강수량, 수은 등의 모든 상황에 따라 차이가 있기 때문에, 토양에 맞춰 창의적으로 사용함으로써 훌륭한 성과를 올렸다고 농가들로부터 기쁜 소식을 듣고 있다.

물고기 양식에 사용할 경우

이 경우에도 〈CMI핵산〉은 물에 희석하여 먹이에 혼합하면 물고기가 질병에 강해지고, 성장이 빨라지며, 더욱이 먹이의 양이 25% 정도 절약된다. 또 집에서 키우고 있는 금붕어나 열대어 수조에 〈CMI핵산〉을 조금 떨어뜨려 주면 병약하던 물고기도 건강하게 오래 살 수 있다.

이 밖에도 예를 들면 아토피성 피부염 환자의 환부를 〈CMI핵산〉으로 습포를 하거나, 감기에 걸렸을 때 양치물에 섞는 등 〈CMI핵산〉의 용도는 아직도 한없이 확대되고 있다.

〈초핵산CMI핵산〉은 이렇게 편리한 것이다.

1부 · 암과 〈CMI핵산〉

■ 명현 반응에 대하여

그럼 마지막으로 한 가지 주의사항을 이야기하겠다.

그것은, 그렇지 않은 사람들이 많다고는 하지만 〈CMI핵산〉을 마시면 일시적으로 증상이 악화되는 경우가 가끔 있다는 것이다. 그러나 이것은 동양 의학에서의 명현(瞑眩)이라는 현상으로 오히려 한약 등의 효과가 나타나는 증거로서 환영해야 할 일로 되어 있다.

예를 들면 〈CMI핵산〉을 사용하는 중에 드물게 있는 일이지만 혈압이 올라가거나, 열이 나고 땀이 많아지거나 구토를 느끼며, 또 피부 병환자에게는 발진이 심해지고 짓무르거나 전보다 더 가려워지는 등 증상이 악화되는 경우가 있다.

그러나 이러한 현상은 어디까지나 일시적인 것으로 짧은 사람은 2~3일 만에 끝나고, 긴 사람이라도 한 달이면 없어진다.

이렇게 길고 짧은 차이는 명현이 나타나는 시기와 관련이 있는데, 〈CMI핵산〉을 마시기 시작한 지 1주일 정도에 나타나는 사람은 짧게 끝나고, 한 달 또는 1년이 지나 나타나는 사람은 명현 현상이 비교적 오래 계속된다. 이렇게 차이가 나는 것은 요컨대 병의 정도의 차이에 의한 것이다. 즉 중한 병을 오랫동안 앓고 있는 사람에게는, 회복으로 향하는 과정에서 일시적으로 심한 명현 현상이 나타나게 된다.

그러므로 명현 현상은 증상이 나빠져서 나타나는 것이 아니라 어디까지나 회복을 향한 한 과정이기 때문에, 호전 반응(好轉反應)이라고도 한다. 다시 말하자면 〈CMI핵산〉이 효과를 나타나게 되었다는 증거라고 말할 수 있다. 그것은 거듭 얘기한 것처럼 〈CMI핵산〉에는 다량의 핵산이 함유되어 있기 때문에 마시면 신진대사를 촉진하게 된다. 그래서 병으로 손상을 입은 세포를 복구하거나 새로운 세포로 교체하기도 한다. 이 때 증상이 심하면 심할수록 이 교체 작업이 장기간에 걸쳐 대규모로 이루어지기 때문에 아무래도 몸의 취약한 부분에 강한 충격을 주게 되는 것이다.

명현 반응이란 바로 이러한 것이므로 염려할 필요는 없지만 그래도 걱정이 된다면 의사와 상담하거나 2~3일 동안 〈CMI핵산〉의 사용을 중지해보라. 다만 거기서 잠시 중단은 할지언정 포기하지 말고 〈CMI핵산〉을 끈기 있게 계속 사용하시기 바란다.

오랜 만성병이나 암 등의 심각한 병을 치료하는 것이나, 1주일이나 2주일로는 애당초 무리한 이야기이다. 명현반응이 나타나도 초조해하지 말고 적어도 3개월에서 반년 정도까지는 계속해 보라. 심장병을 20년 이상 앓고 있던 환우가 1년이 지나도록 좀처럼 낫는 기미를 보이지 않더니 2년이 지나서부터 갑자기 회복되기 시작한 예도 있다. 특히 아토피와 류마티스의 경우 증상이 두드러지거나 통증이 심해지는 수가 있는데 그러한 경우에는 환부에 직접 발라도 뛰어난 효과를 볼 수 있다.

분명히 〈CMI핵산〉에는 효과가 있지만 진심으로 지병을 치료하고자 한다면, 한약과 마찬가지로 참을성 있게 기다리기 바란다. 실제로 〈CMI핵산〉을 사용하고 있는 많은 환우는 병이 완쾌된 후에도 재발을 방지하고 건강 유지를 위해 계속해서 애용하고 있다. 그리고 가능하면 여러분 각자의 목적에 맞춰서 독자적인 방법과 용도를 고안하시기 바란다.

되풀이해서 말하자면, 특히 최근에 핵산의 중요성이 인정되기 시작한 것과 함께 DNA와 RNA, 효소, 유산균 음료 등의 유사한 제품이 또 서적들도 많이 출판되고 있다. 중요한 것은 주원료는 같다고 해도 다른 아미노산 효소가 균형 있게 함유되어 있는지의 여부에 있다고 할 수 있다.

더욱 중요한 것은 사용 법법이 적절한지 어떤지에 따라 효과가 달라진다는 사실이다. 증상에 따른 사용 방법, 수술 전후와 투약시의 주의 사항, 다른 영양제와의 병용, 한방과의 상성相性) 등, 음용자의 상황에 따라서, 신뢰할 수 있는 의사와 경험자에 의한 적절한 조언이 있어야만 〈CMI핵산〉의 효과도 높아진다는 것이다.

그런 의미에서 이 책에서 설명한 것은 모두 많은 질병을 극복한 본인의 체험이 뒷받침된 것으로 온몸을 바쳐 쟁취한 〈CMI핵산〉의 효과와 지혜가 독자 여러분의 건강 회복에 도움이 될 수 있다면 그보다 더 기쁜 일은 없을 것이다.

핵산의 저속 노화 혁명

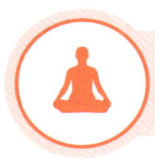

7. 나도 핵산으로 암을 극복했다

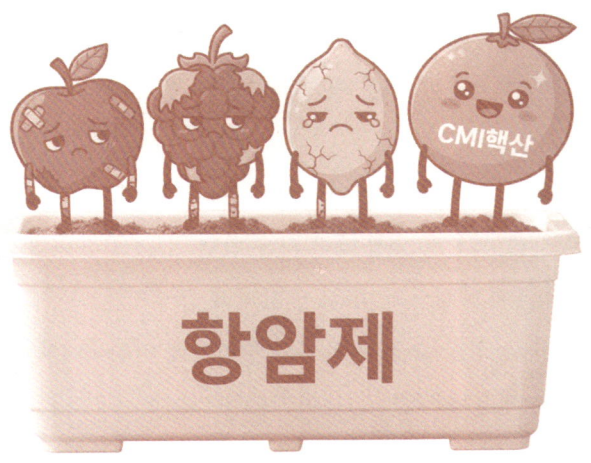

■ 방광암

"정말로 항암제를 맞고 있단 말이오?"

지금으로부터 20여 년 전인 2000년 6월 무렵부터 소변에 피가 섞여 나오기 시작했습니다.
지금 생각하면 그 때 당장 병원에 가서 검사를 했으면 좋았을 텐

데, 그때는 가지 않고 1년 후에 병원에 갔을 때는 이미 치료할 시기를 놓친 상태여서 그 자리에서 당장 입원을 하게 되었습니다.

그리고 검사 후 수술을 받았습니다.

의사는 "방광을 모두 절제하지 않으면 안 된다"고 했지만 "나는 아직 젊으니까 모두 절제하는 것은 곤란하다"고 주장하여 조금만 남기고 수술을 받게 되었습니다.

그 후 두 번에 걸쳐 두 달 동안 항암제 치료를 받았는데, 그 때부터 분명히 〈CMI핵산〉의 효과가 나타났습니다. 나는 전부터 〈CMI핵산〉이라는 것을 알고 있었기 때문에 수술 전부터 설명을 들은 대로 두 시간마다 4cc씩 마셨습니다. 그랬더니 과연 항암제의 부작용이 전혀 나타나지 않았습니다.

같은 치료를 받고 있던 환자들은 부작용으로 인해 침대 위에서 꼼짝도 못하는 상태였지만 나는 아무렇지도 않게 항암제를 맞은 직후에 늘 산책을 나가곤 했습니다. 머리카락도 빠지지 않았고 식사도 남기지 않고 모두 먹었습니다. 같은 병실의 환자들에게서 "당신, 정말로 항암제를 맞고 있단 말이오?"라는 말을 들었을 정도입니다.

4개월 만에 퇴원하여 현재 반년이 지났지만, 사흘 전 방광경 검사에서 의사 선생님으로부터 "아무런 이상도 없습니다. 정말로 깨끗하군요"라는 말을 들었습니다. 선생님은 병원에서 준 물약으로 된 항암제가 효과를 본 것으로 생각하고 있는 것 같았으나, 실은 저는 그 약을 전혀 먹지 않았습니다. 그러나 〈CMI핵산〉만은 "이것 덕분에 살았다"는 심정으로 끊을 수가 없었고, 또 재발과 전이의 우려도 있었기 때문에 매일 3~4회 마음이 내킬 때마다 먹고 있습니다.

덕분에 지금은 전에 다니던 직장에도 복귀했는데 전보다 혈색이 좋아진 저를 보고 동료들은 "병을 앓고 난 뒤 더 건강해진 게 아니냐?"고 놀리기도 합니다.

저는 C형 간염도 있어서 전에는 늘 피곤했는데, 최근에는 똑같은 일을 해도 그다지 피로를 느끼지 않습니다. 이것도 〈CMI핵산〉 덕분이라고 생각하고 있습니다. 사실 수술한 지 아직 1년도 지나지 않았고, 선생님으로부터 "림프선으로 전이되었을지도 모른다"는 말을 들은 적도 있어서 아직도 완전히 불안을 떨칠 수는 없습니다.

그러나 설사 재발한다 해도 〈CMI핵산〉이 있으니 "항암제? 얼마든지 맞아 주마!"라는 배짱이 생깁니다. 〈CMI핵산〉은 정말로 저를 든든하게 지켜 주고 있습니다.

■ 난소암

모두가 건강한 나를 구경하러 왔다.

— 경남 성남시 M씨 (여성 45세)

2014년에 배가 팽팽하게 부풀어 올라 병원에 갔더니 난소암이라는 진단이 나왔습니다. 그래서 11월에 입원하여 수술을 받고, 그 후 5

개월 동안 입원하여 항암 치료를 받았습니다. 저는 3년 전부터 무릎이 아파서 계단을 올라가지 못할 정도였는데, 지인으로부터 〈CMI핵산〉을 소개 받고 반년 만에 나은 경험이 있었기 때문에 입원과 함께 〈CMI핵산〉을 본격적으로 마시기 시작했습니다.

약 반 년 동안 10cc짜리 한 병씩을 매일같이 마셨습니다. 처음에는 냄새가 약간 비위에 거슬려 요구르트에 섞어서 마셨는데 그 냄새에 곧 익숙해지더군요.

그래서 암이라는 말을 듣고도 심하게 낙담하지는 않았습니다. 저에게는 〈CMI핵산〉이 있기 때문에 반드시 나을 거라고 믿었던 거지요. 항암제의 부작용은 무서운 것이어서 다른 환자들은 모두 침대 위에서 일어나 앉지도 못했고, 그 중에는 하루 종일 계속해서 구토를 하는 사람도 있었습니다. 그런데 저는 평소와 다름없이 기운이 빠지지도 않고 식사도 잘 했기 때문에 병원 사람들이 모두 마치 신기한 물건이라도 보는 것처럼 저를 구경하러 왔습니다. 담당 의사도 "대단한 생명력"이라며 놀라워했습니다. 머리카락도 빠지지 않고 부작용이 거의 없었던 것입니다. 그래서 제 옆의 환자도 〈CMI핵산〉을 마시기 시작했는데, 다음 날부터 당장 구토가 나지 않고 머리카락도 빠지지 않아 그처럼 빠른 효과에 저도 놀라고 말았습니다.

지금은 퇴원한 지 약 반년, 지금으로서는 혈액 검사에서도 이상이 없지만 아직까지는 선생님으로부터 "이제 염려하지 않아도 된다"? 는 말은 듣지 못했습니다. 불안이 전혀 없다고 하면 거짓말이겠지만,

그래도 저는 〈CMI 핵산〉 덕분에 안심하고 있습니다. 지금은 10cc짜리 〈CMI핵산〉을 이틀에 한 병씩 마시고 있는데, 다음 검진 때는 병원의 항생제를 중지하고 〈CMI핵산〉만 복용하면 어떤 결과가 나오는지 알아보고 싶습니다.

■ 자궁암

처음에는 머리카락에 윤기가

— 전라북도 남원 T씨

2014년 자궁암과 난소암으로 수술을 받았는데, 이미 복막까지 전이되어 의사에게서 "이대로 가면 앞으로 반년 밖에 살지 못한다"는 말을 듣게 되었습니다.

그 후 10월에 퇴원하여 2015년 1월부터 항암제 치료가 시작되었습니다. 처음에는 강한 구토로 인해 체력이 떨어져 혼자서는 화장실에도 못 가는 형편이었습니다. 또 머리카락이 거의 다 빠져 대머리가 되고 말았습니다.

3월이 되었을 때 지인의 소개로 〈CMI핵산〉을 알게 된 후, 하루에 10cc씩 마시기 시작했습니다. 냄새가 좀 거슬려서 저는 녹차와 커피를 섞어서 마시고 있습니다. 그리고 4월과 5월 두 번에 걸쳐 항암제를 맞았는데 이번에는 구토도 하지 않고 체력도 떨어지지 않아 식사도 할 수 있게 되었고 머리카락은 아주 조금만 빠지더군요.

지금은 병원약과 함께 〈CMI핵산〉을 마시고 있는데, 몸도 약간 살이 찌고 지극히 건강한 상태에서 열심히 뛰어다니고 있습니다. 주 1회의 혈액 검사도 지금으로서는 아무런 이상이 없습니다. 하지만 저의 복막까지 전이되었다는 말을 들었기 때문에, 완쾌의 기준이 되는 5년 동안은 〈CMI핵산〉을 계속 마실 생각으로 분발하고 있습니다.

■ 급성 간염

한 번은 저승의 문턱까지 갔지만

― 서울동대문구 제기동 A씨(남성 35세)

2004년 가을, 몸에 열이 나고 컨디션이 아주 좋지 않은 상태에서 갑자기 고꾸라질 정도로 배가 아파서 병원에 갔습니다. 그런데 갖은 검사를 다 받았지만 병명이 나오지 않는 것이었습니다.

더욱이 아무리 링거 주사를 맞아도 열이 내려가지 않아 의사 선생님의 소개로 큰 병원으로 옮긴 후, 거기서 겨우 급성 간염이라는 사실이 밝혀졌습니다. 그러나 그 병원에도 설비가 없다고 해서 서둘러 대학 병원의 중환자실로 옮겼는데, 그 자리에서 동생은 의사 선생님으로부터 "가망이 없는 것 같으니 빠른 시간 내에 친지들에게 연락하는 것이 좋겠다"는 말을 들었다고 합니다. 중환자실에 있던 1개월 동안은 정말로 저승의 문턱을 오락가락하는 심정이었습니다.

황달이 온몸에 퍼져 눈의 흰자위까지 샛노래졌다고 가족이 말했습니다. 의사 선생님은 "간장이 거의 죽어 있는 상태"라고 말했는데, 투석과 혈장판(血漿板)을 교체하는 수술을 받을 때는 완전히 의식을 잃어 치료가 끝난 후에도 좀처럼 의식이 돌아오지 않았습니다.

예를 들면, 시계를 봐도 시침과 분침을 어떻게 읽는지 알 수가 없었습니다. 덧셈과 뺄셈을 하지 못하고, 한자도 읽을 수 없는 몽롱한 상태였습니다.

나중에 들은 얘기에 의하면, 그 무렵에 가족은 점을 치러 다니기도 하고 절에 가서 기도를 하기도 했다고 합니다.

한 달이 지나자 중환자실에서 일반 병동으로 옮길 수 있게 되었는데, 그 때부터 〈CMI핵산〉을 무조건 열심히 마셨습니다. 50cc짜리 병에 든 것을 차나 주스에 타서 이틀이나 사흘에 모두 마셨습니다. 그것이 효과가 있었는지, 반년에서 1년 동안은 사라지지 않는다던 황달이 두 달 후에는 거의 사라지고 없었습니다.

여기에는 의사 선생님도 주위 사람들도 모두 놀라워했습니다. 퇴원 후에는 즉시 직장에 복귀하여 지금은 언제 아팠었느냐는 듯이 스스로도 의심스러워할 정도로 열심히 일하고 있습니다. 물론 〈CMI핵산〉이 건강에 좋다는 것을 알고 있기 때문에 지금도 애용하고 있습니다.

1부 · 암과 〈CMI핵산〉

■ 간경변

지금 살아 있다는 것이 신기할 정도

– 전라남도 나주 U씨(남성 68세)

저는 정년 퇴직하여 독서실의 관리인이 되었는데, 그 무렵부터 술을 마시기 시작하여 결국에는 알코올 중독자처럼 매일 마시게 되었습니다. 옛날에는 술을 많이 마시면 미쳐서 죽게 된다는 말도 있었는데, 자업 자득이라고는 하지만 정말 괴로웠습니다. 단백질이 온몸을 돌아다녀 몸이 말도 못할 정도로 부어올랐고, 배에는 물이 차서 압박감 때문에 앉아 있을 수가없게 되었습니다.

2004년 9월에 병원에 갔더니 의사 선생님이 제 얼굴을 보자마자 "지금까지 용케도 살아 계셨군요"라면서 그 자리에서 입원을 시켜 주셨습니다. 그리고 결국 5개월 동안 입원하여 치료를 받게 되었습니다. 지금은 옛날과 달리 간경변에도 특효약이 있어서 살아나는 사람이 제법 있다고 합니다.

〈CMI핵산〉을 마시기 시작한 것은 퇴원한 후부터였는데, 매일 아침과 저녁 2회 우유에 타서 마시고 있습니다. 벌써 2년 가까이 마셨는데 몸이 상당히 좋아져서 앉을 수도 있게 되었습니다. 다만 의사 선생님이 "당신의 간경변은 완쾌되지는 않는다"고 말했기 때문에, 지금은 그저 병과 함께 사이좋게 지내려고 노력하고 있습니다. 저의 경우는 어디까지나 병원의 약이 주(主)가 되고, 〈CMI핵산〉은 보조제로 마시고 있습니다.

지금은 2주일에 한 번 병원에 다니면서 연2회 검진을 받고 있는데, 의사 선생님은 "퇴원했을 때와 똑같은 상태로 병이 전혀 진행되고 있지 않다"며 놀라워했습니다. 실제로 저보다 후에 입원한 두 사람이 퇴원 후에 재발하여 사망했다고 합니다. 저 역시 재발하거나 당뇨와황달 증세가 나타나면 그때는 정말 끝장입니다.

그것을 생각하면 내가 지금 살아 있다는 것이 이상할 정도입니다. 의사 선생님도 처음에는 "앞으로 두 달 버티면 다행"이라고 했으니까요. 지금은 병원약과 〈CMI핵산〉 덕분에 컨디션이 좋아져서 정말로 목숨을 건졌다는 실감을 느끼고 있습니다.

■ C형 간염

간염이 어디론가 사라졌다.

— 서울 관악구 G씨(남성 49세)

2013년 C형 간염에 걸려 석 달 동안 병원에 입원했습니다. 원래 만성 간염이 있었는 데다 아무래도 굴을 먹은 것이 좋지 않았던 것 같았습니다.

저는 입원한 후부터 바로 〈CMI핵산〉을 마시기 시작했습니다. 처음 한 달은 두 시간마다 마셨는데, 1주일에 20cc 짜리 병 한 개는 빠른 속도였습니다. 그 후로는 아침, 저녁, 밤 세 번 정도로 양을 상당히 줄였는데 처음에는 GTP와 GOP의 수치가 계속 올라가더니, 한 달 후부터 드디어 내려가기 시작했으며, 퇴원할 무렵에는 정상치로 돌아와 있었습니다. 병원에서는 입원 직후에 링거 주사를 1주일 동안 맞았을 뿐 나머지는 약도 없이 안정과 식사 요법만 했기 때문에 이렇게 빨리 수치가 떨어진 이유를 몰라 선생님도 간호사도 고개를 갸우뚱했습니다.

저는 울금(생강과의 식물)도 병용하고 있었는데, 그래서 〈CMI핵산〉과 상승 효과를 내고 있었던 것이라고 생각하고 있습니다.

퇴원 후에도 〈CMI핵산〉만은 계속해서 마시고 있는데 신기하게도 병원에서의 혈액 검사에서 간염 반응이 나오지 않았습니다. 간염의 경우에는 완치되어도 혈액 검사에서 양성 반응이 나오게 되어 있는데, 그것이 나오지 않았던 것입니다. 어쩐지 간염이 어딘가로 달아나 버린 것 같은 느낌입니다. 덕분에 지금은 청소 대행업을 열심히 하고 있습니다.

예전 같으면 2시간 일하면 너댓 시간은 쉬어야 했는데, 최근에는 현장에 나가서 새벽 다섯시부터 자정이 지날 때까지 일해도 아무렇지도 않습니다. 아침에 일어나는 것도 힘들지 않아, 저 자신도 믿을 수 없을 정도입니다.

〈CMI핵산〉에 정말로 감사하고 있으며 앞으로도 평생 동안 복용할 생각입니다.

■ 부정맥과 협심증

몸이 점점 가벼워지다

— 강원도 속초시 Y씨

저는 오랫동안 부정맥과 협심증 발작으로 고생해 왔습니다. 부정맥이란 맥박이 정상치인 60회에서 40여 회로 떨어지고 맥이 불규칙하게 뛰는 것으로, 그렇게 되면 기침이 나고 숨이 막히게 되어 밤에도 잠을 잘 수가 없습니다. 협심증 발작이 일어나면 심장이 아파서 몸부림치게 되는 통증이 1시간 동안이나 계속될 때가 있습니다.

2014년 11월부터 12월 사이는 정말 최악이었습니다. 부정맥으로 인해 밤에도 잠을 자지 못하고, 회사에도 마지못해 겨우 나가다가 12월에는 협심증까지 일어나 병원에 실려 갔습니다.

〈CMI핵산〉은 지인의 소개로 2015년 1월부터 마시기 시작했습니다. 처음에 마셨을 때는 몸이 가벼워진 듯한 느낌이 들면서 어쩐지 젊어진 듯하여 '이거 기분이 괜찮은데!' 하고 생각했습니다. 실제로 그때까지 빈번하게 나타났던 부정맥이 올해에는 가볍게 한 번 나타났을 뿐이고, 한 달에 두 번 정도는 일어났던 협심증 발작은 거의 1년 이상 동안 일어나지 않았습니다.

덕분에 취미인 사진 촬영을 위해 여러 곳을 다닐 수 있게 되었습니다.

저도 처음에는 병원 약과 〈CMI핵산〉을 병용했는데, 병원 약은 강력하고 속효성이 있지만 부작용 때문에 소변이 잘 나오지 않게 됩니다. 그래서 지금은 〈CMI핵산〉만 상용하고 병원 약은 발작이 일어날 때만 먹고 있습니다.

처음에는 밤에 잘 수가 없었기 때문에 양은 두 시간마다 스포이드 1회분(0.7cc)을 미지근한 물에 타서 마셨습니다. 그러나 최근에는 아침에 일어났을 때, 회사에서 돌아왔을 때, 밤에 자기 전에 하루 세 번 정도, 양도 1회에 0.3cc를 차나 청량음료에 타서 마시고 있습니다.

지금은 이 정도로 충분한 것 같습니다.

덕분에 감기도 걸리지 않게 되었습니다.

그리고 또 반가운 것은 머리카락이 다시 나기 시작했다는 것입니다. 저는 이제까지 머리 중앙의 머리카락이 다 빠져서 직접 한방약을 달여서 발모제를 만들어 바르고 있었는데 좀처럼 효과가 없었습니다.

그런데 〈CMI핵산〉이 효과가 있을 것 같아서 그 자가제(自家製) 발모제에 3cc를 섞어서 발라보았더니 처음에는 배냇머리 같은 것이 나기 시작하더니, 그것이 차차 자라면서 굵어져서 지금은 반년 만에 7~8Cm 까지 자랐습니다. 앞으로 반년만 더 열심히 바르면 젊은 시절로 되돌아갈 것으로 기대하고 있습니다.

■ 류마티스

이제는 외출이 두렵지 않다

— 충청남도 아산 T씨(여성 50세)

저는 20년 가까이 중증의 류마티스로 고생해 왔습니다. 10년 전의 류마티스 지수는 4로, 양쪽 팔다리와 무릎이 부어올랐고, 손가락은 안쪽으로 오그라들어 변형되어 있었습니다. 무릎이 구부러지지 않아 질질 끌듯이 걸음을 걷고, 손가락으로 물건을 잡지 못하기 때문에 양손에 끼워서 잡는 생활을 하고 있었습니다. 그리고 무릎과 팔꿈치, 양 팔다리가 열이 나고 아팠습니다. 한 번 아프기 시작하면 밥도 먹지 못하고 진통제를 먹고 잠만 잤습니다.

전문의의 진찰도 받아 봤고, 침과 마사지 등의 민간 요법, 마지막에는 심령 치료까지 받으러 다녔습니다.

그러나 그것들 모두 기대했던 효과를 보지 못했습니다. 병원 약은 구토와 두드러기 등 강한 부작용 때문에 그만 두었습니다, 침도 2년 동안 맞아 보았는데 통증은 좀 줄어들었지만 거의 효과가 없는 것 같아서 역시 그만두었습니다.

〈CMI핵산〉을 알게 된 것은 4년 반 전입니다. 처음에는 10cc를 이틀에 마셨습니다. 그러자 얼마간 통증을 견딜 수 있게 되어, 그 후 5년 가까이 〈CMI핵산〉만 마시고 있습니다. 지금은 정체 요법(整體療法)도 하고 있지만 복용하고 있는 것은 〈CMI핵산〉뿐입니다.

마시기 시작한 지 한 달 만에 통증을 견딜 만하게 되었고, 계속 마셨더니 반년 만에 무릎뼈가 움직이기 시작했습니다. 그 때까지는 딱딱하게 굳어서 전혀 움직이지 못했는데 무릎을 움직여 보니 "자그락-"거리는 소리가 나면서 움직이기 시작한 것입니다. 계속해서 먹었더니 이번에는 부었던 손발이 차츰 빠지기 시작했습니다.

아직은 무릎에 약간의 부기가 남아 있지만 무릎을 굽히고 걸을 수가 있고, 어느 정도 똑바로 앉을 수 있는 정도가 되었습니다. 보기에도 건강체와 다름없고 정상인과 똑같은 생활을 하고 있습니다. 전에는 안색도 나빠 밖에 나가는 것을 싫어했지만, 지금은 외출하는 것이 아주 즐거워졌습니다. 무엇보다도 남편과 아이들이 기뻐하고 있습니다.

■ 알레르기성 비염

심할 때는 구급차로 병원에

– 경상남도 창원시 C씨(여성 40세)

1992년 첫 아이를 낳은 후, 코가 막혀 숨쉬기가 어렵고 눈이 너무나 가려워 견딜 수가 없어서 이비인후과에 갔더니 알레르기성 비염이라는 진단이 나왔습니다. 게다가 중이염까지 발병해 있었습니다. 꽃가루 알레르기가 아니라 집 먼지 등에 의한 것이어서, 1년 내내 재채기가 계속되었습니다. 심할 때는 호흡 곤란에 빠져 구급차에 태워져 병원에 실려 간 적도 있었습니다.

그런데 이비인후과에서 받아온 약은 처음에는 약효가 있었지만 시일이 지나자 듣지 않게 되었습니다. 그러던 중에 〈CMI핵산〉을 알게 되어 시험 삼아 콧속에 스포이드로 몇 방울 넣어 봤더니 막혀 있던 콧물이 나오면서 저절로 코가 트이게 되었습니다. 신기했습니다. 처음에는 강한 냄새가 톡 쏘는 듯한 느낌이었지만, 차차 아무렇지도 않게 되었습니다. 그래서 물에 섞어서 하루에 서너 번 마시기 시작했습니다.

그로부터 약 1년 만에 완전하지는 않았지만 이비인후과에 더 이상 다니지 않게 되었습니다. 그리고 2년 후에는 완전히 좋아졌습니다. 한때는 눈 밑에 검은 기미가 생겨, 외출할 때는 마스크와 선글라스를 끼고 다녀야 다녔는데 그 기미도 없어졌습니다.

■ 탈모증

모공 때문에

– 부산 직할시 M씨(여성 40세)

모공 때문에 얼마 전까지만 해도 거울을 볼 때마다 눈에 거슬려 짜증이 늘어만 갔습니다. 어렸을 때는 그래도 피부가 깨끗하다는 소리를 들었었는데, 몇 년 전부터 피부가 거칠어지고 피곤이 얼굴에 그대로 쌓이더라고요. 그 중에 가장 심한 건 코에 생긴 거뭇거뭇한 모공이었어요. 여자의 얼굴에 까만 점처럼 박혀 있는 모공이라니~ 얼마나 보기 싫었겠어요. 사람들을 만날 때마다 은근히 신경이 쓰였습니다.

피부과의 여러 곳에 다녔지만, 의사 선생님도 원인을 알 수 없다고 말씀하셨습니다.

그래서 저는 전부터 알고 있던 〈CMI핵산〉을 병원 약과 함께 사용하기 시작했습니다. 마시는 약과 바르는 약이었는데, 바르는 약에 〈CMI핵산〉을 넣어 사용하고, 또 처음에는 하루에 3회 정도 5cc씩 〈CMI핵산〉을 마셨습니다. 차에 타서 마시기도 했는데, 먹다 보니 냄새에도 익숙해져서 스포이드로 원액을 그대로 입 안에 흘려 넣었습니다.

그랬더니 하루하루 눈에 띄게 모공이 줄어드는데 정말 믿어지지 않더라고요. 게다가 피부 속 노폐물까지 새카맣게 빠져나왔습니다. 이 더러운 것들이 제 몸에서 나왔다는 게 믿겨지지 않았어요.

직접 눈으로 보고 나니 얼굴이 제대로 숨쉬는 것 같고, 정말 왜 이제야 알았나 싶더라고요.

핵산의 저속 노화 혁명

■ 무좀

깨끗한 핑크색으로 변한 피부

– 서울 마포구 창전동 T씨(남성39세)

피부 트러블이 남들보다 좀 심하게 자주 생기는 편인데요. 놀이공원이 직장이라 직접 고객들을 대하거나 야외에 오래 머무는 경우가 많아서 스트레스가 심한 편입니다. 그래서인지 뾰루지나 여드름이 자주 생기는데, 매번 피부과에 갈 수도 없고 연고를 발라도 이젠 낫지 않더라고요.

그런데 〈CMI핵산〉을 사용한 다음부터 트러블이 차츰 사라지더니 피부가 매끄러워지면서, 이젠 잘 생기지도 않는 거 있죠? 처음 사용할 땐 트러블이 더 심해지는 건 아닌가 하고 걱정했는데, 피부 속에 있는 노폐물을 다 빼 주고 깨끗한 피부로 만들어 주는 과정이었어요.

〈CMI핵산〉을 쓰고부터 피부가 시원해진 느낌은 물론이고, 잡티가 차츰 잦아드니 아침에 화장할 때마다 피부에 착 붙는 느낌에 날아갈 것 같아요.

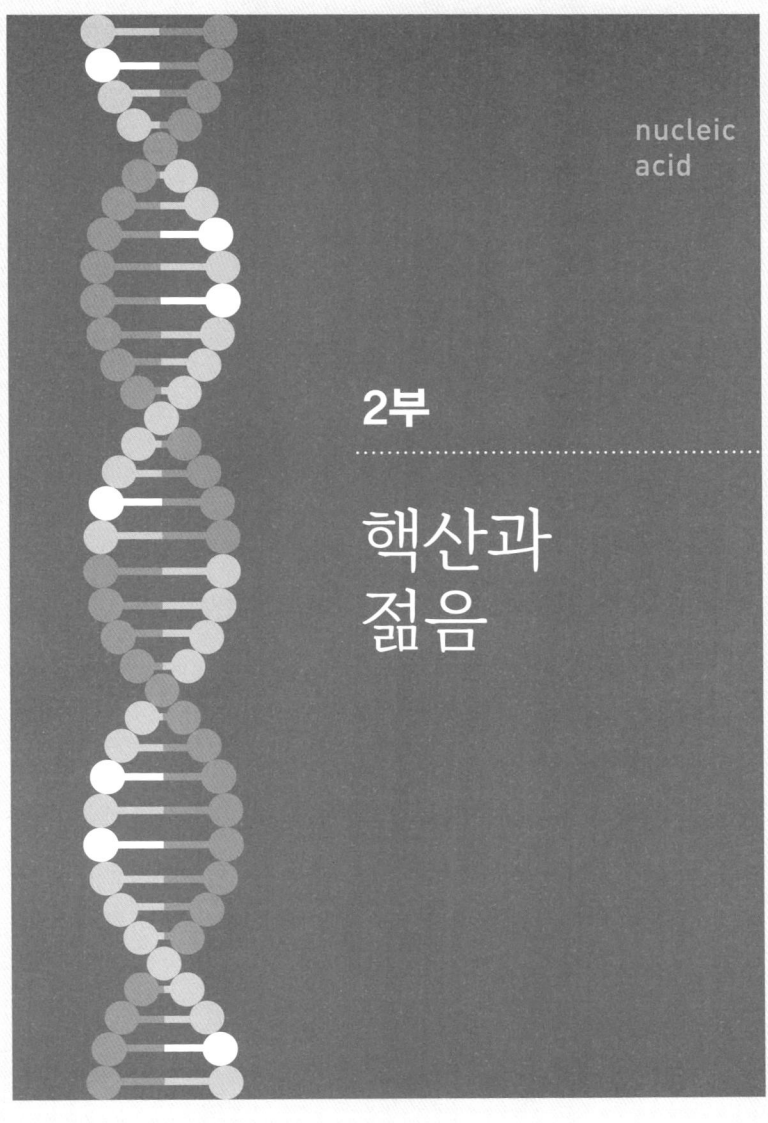

1. 유전자 과학의 대발견

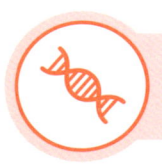

■ **세포가 건강하고 젊지 않으면**

젊게 보이려면 어떻게 해야 할까? 이 문제에 대한 답은 지금까지 수없이 많이 제시되었다.

일반적으로 날씬해지면 젊음을 되찾을 수 있다고 생각한다. 그래서 다이어트법이 각광을 받고 있다. 과연 그럴까? 확실히 뚱뚱한 사람이 날씬해지면 10년은 젊어 보인다.

그러나 이것은 모든 사람에게 적용되는 진리는 아니다. 나이를 먹을수록 지나치게 마른 사람은 오히려 늙어 보인다. 또 살을 빼려고 무리하게 다이어트를 하다가 몸을 망치기도 한다.

선진국 여러 나라는 물론이고, 우리나라에서도 마르기만 하면 젊어 보인다는 생각은 더 이상 통용되지 않게 되었다. 젊어진다는 것, 젊게 보인다는 것은 보다 근본적인 문제와 관련이 있다. 즉 세포가 건강하고 젊지 않으면 몸은 젊어질 수 없다는 것이다.

이 책의 2부에서는 '암과 〈CMI핵산〉의 관계'에 이어 이번에는 '암과 젊음의 관계'에 대해서 중점적으로 설명하고자 한다.

저자는 핵산 식이요법을 통해 단기간에 젊어지고 노화를 방지한 환자들을 대상으로 연구한 결과, 세포를 분류하고 단백질을 합성하는 '핵산'이 신비의 효과를 나타낸다는 공통된 특징을 발견하였다.

핵산이 부족하면 20대부터 노화가 촉진된다고 한다. 특히 가공 식품이 범람하는 시대에 있어 현대인의 빠른 노화는 피할 수 없는 적일 것이다.

이러한 노화의 대안으로 저자는 식생활 전반에서 쉽게 접할 수 있는 '고핵산 식품'을 이용한 식이요법을 체험자의 심증 치료를 통해 명쾌한 답을 제시하고자 한다.

누구나 길을 가다가 뜻밖에 옛 친구를 만나면, 특히 그가 보고 싶었던 사람이라면 오랫동안 즐겁게 이야기꽃을 피울 것이다.

"너는 어쩌면 옛날 모습 그대로냐?"

"너야말로 그대로다. 아이까지 낳았다면서도 옛날 모습과 똑같구나"

서로 인사는 그렇게 하지만 사실은 상대의 동작이나 얼굴에서 다른 것을 느낄 것이다.

'한동안 못 본 동안에 많이 늙었네.'

'대학생일 때는 곱고 귀여웠는데 눈가에 벌써 주름이 많이 잡혔구나.'

이처럼 몇 년만에 만난 친구의 변화에 내심 놀랄 것이다.

그러나 당신이 느낀 것을 상대방도 역시 똑같이 느끼고 있다는 것을 과연 몇 사람이나 인식하고 있을까?

오랜만에 만난 친구일수록 당신 스스로는 깨닫지 못하는 당신 얼굴의 작은 주름이나 기미, 흰 머리카락 한 올까지 재빨리 알아보고 당신이 실제 나이보다 젊다고 생각할 것이다.

당신은 스스로 젊다고 생각할지 모른다. 그러나 당신의 몸은 분명히 당신의 감정을 따라 주지 못하고 있다. 그것은 당신 자신보다 주위에 있는 사람들이 더 잘 알고 있다.

당신의 친구들은 당신 얼굴의 주름과 기미, 흰 머리카락을 보면서 자신은 당신처럼 늙어 가는 것을 원하지 않을 것이다. 분명히 당신보다 젊어 보이고 싶어 할 것이다.

불로 장수는 유사 이래 인류의 공통 소원으로, 누구나 보다 오래도록 젊음을 유지하고 싶어 한다. 그래서 인류는 오랜 세월 동안 젊어지기 위한 방법을 연구했지만 유감스럽게도 이렇다 할 성과를 거두지 못했다.

그러나 이제 그 소원을 이룰 수 있게 되었다. 노화를 극복하고 언제까지나 젊게 살 수 있는 비밀의 열쇠를 발견한 것이다.

이 책에서 소개하는 내용은 믿기 어려운 사실들이다. 그러니 기적에 가까운 사실이라고 보고하고 싶다.

반년에 10년 이상 젊어진다.

아마 당신은 이것이 공상 과학이나 옛날 이야기 속에서나 가능한 일이라고 말할 것이다.

그러나 이것은 두 눈으로 똑똑히 본 사실이다. 벌써 20여 년 전의 일이지만 그때 그의 변화를 분명히 기억하고 있다.

■ 최초의 기적

그가 진료소를 찾아온 것은 이따금 일어나는 협심증에 의한 발작 증세 때문이었다.

변호사인 그는 고된 일 탓인지, 아니면 지병 탓인지 37세인 본인보다도 훨씬 더 늙어 보였다. 핏기 없는 얼굴, 벗겨지기 시작한 앞머리, 검고 마른 피부, 표정을 바꿀 때마다 여기저기 잡히는 주름, 둔한 동작에다 억양이 없는 낮은 목소리 등 그의 몸 어디에서도 에너지가 발산되는 것은 조금도 찾아볼 수 없었다.

나는 그에게 협심증을 치료하기 위한 가장 일반적인 조치를 하였다. 발작을 예방하기 위해 니트로글리세린을 처방하고 간단한 식이 요법을 지시했다.

지시에 따른 그는 한 달 정도 지나자 협심증 발작 증세가 거의 없어졌다고 했다. 그래서 나는 니트로글리세린의 양을 크게 줄였다. 두 달쯤 지나자 그는 가슴의 통증도 많이 가셨다고 말했다.

그가 빠른 속도로 건강을 회복하고 있었기 때문에 내심 놀랐으며, 그 이상으로 놀라운 사실들을 보게 되었다. 병이 치료됨에 따라 혈색이 좋아짐은 물론, 특히 피부에 윤기가 흐르면서 눈에 띄게 탄력이 생기기 시작한 것이다.

그뿐만이 아니었다. 그의 얼굴에 각인처럼 새겨져 있던 주름이 이마와 눈가, 그리고 입가에서 차츰 사라지기 시작했다. 또한 다시는 나지 않을 것 같던 앞머리카락이 배냇머리처럼 수북하게 자라났다. 진료소에 올 때마다 젊어지는 그를 보고 놀라운 기적을 보는 것 같았다.

반년 뒤 그는 어엿한 32~3세의 청년 변호사의 모습으로 변해 있었다. 겨우 반년 만에 10년 이상 젊어진 것이다.

나는 어떻게 해서든지 그 같은 변신의 비밀을 알아내고자 노력했다. 아무리 기적처럼 보여도 거기에는 분명히 과학적인 근거가 있을 것이라고 생각했다.

그러나 그에게 처방한 치료법은 전의 방법에 비해 새로울 것이 하나도 없었다.

같은 무렵 나는 또 하나의 불가사의한 일을 만나게 되었다. 이번에는 32세의 주부였다.

그녀가 나를 찾아온 것은, 손가락이 관절염에 걸렸기 때문이었다. 손가락에 염증이 생겨 열이 심했으며, 그대로 방치해 두면 다른 관절에도 영향이 미칠 것 같았다.

나는 그녀에게 관절 류마티즘의 일반적인 치료를 하고, 몇 가지 처방을 일러 주었다. 염증이 심할 때는 스테로이드제를 쓰고, 증상이 가벼워지면서 관절이 수축되지 않도록 손가락을 충분히 움직여 주라고 했다. 식이 요법도 병행했다. 그런데 이것은 관절 류머티즘 때문이라기 보다는 그녀의 몸무게를 줄이기 위해서였다.

이미 두 아이를 낳은 그녀의 몸은 꽤 불어 있었다. 결혼 전에 비하면 10kg 정도 살이 쪘다고 했다. 이대로 가다가는 더 큰 장애를 일으킬 가능성이 컸기 때문에 그녀에게 칼로리가 낮은 식사를 하도록 권했다.

그 후 그녀의 관절염은 급속히 회복되기 시작했다. 심한 염증은 거의 찾아볼 수 없었고 다른 관절에 영향을 미칠 염려도 없었다. 그녀의 지병이 일상 생활에 지장을 주는 일도 전혀 없었다.

지극히 일반적인 치료를 했음에도 불구하고 그녀 스스로도 믿겨지지 않을 정도로 단기간에 회복되고 있었다.

그로부터 2개월 후, 약을 받으러 온 그녀를 보고 나는 깜짝 놀랐다. 그녀는 몰라보게 날씬한 모습으로 바뀌어져 있었다.

적당히 살이 빠져 통통하고 여성스러운 체형으로 변해 있었다. 또 늘어진 뺨과 턱에 묻혀 있던 얼굴의 윤곽이 뚜렷하게 모습을 나타냈다. 조금 무겁게 느껴졌던 눈꺼풀도 얇아져 눈에 생기가 돌았다.

사실 미용 성형 수술의 대부분은 얼굴에 늘어진 살을 제거하는 것이다. 하지만 그녀는 상처 하나 내지 않고 성형을 한 셈이다.

물론 그녀의 인상은 훨씬 젊어져, 연륜 있는 어머니의 모습에서 쾌활하고 잘 웃는 27~8세 여성의 모습으로 바뀌었다. 적어도 5,6세 정도는 젊어진 모습이었다.

	이 두 가지 예는 내가 체험한 놀랄 만한 일들의 시작에 불과했다. 나는 두 사람의 실례를 토대로 어떻게 해서든지 젊어지는 비결을 찾아 내고자 했다.

	그러던 중 그들에게 실시한 또 하나의 치료법인 "식이 요법" 때문이 아니었을까? 라는 생각을 하게 되었다.

■ 현대 의학의 대발견, DNA 분자 구조의 규명

	식이 요법으로 젊어질 수 있다?

	그 동안 내가 접한 많은 실례들이 그 가능성을 분명히 밝히고 있었지만, 구체적인 확신은 없었다. 때문에 나는 수수께끼를 풀기 위해 영양학을 기초부터 공부하기 시작했다.

	그러나 수수께끼는 쉽게 풀리지 않았다. 내게 실시했던 식이 요법의 영양 성분표를 여러 번 검토해 보았지만, 그 어디에서도 젊어지게 할 만한 원인물질을 찾을 수 없었다.

	나는 수수께끼를 풀 수 있을 만한 실마리는 하나도 빠뜨리지 않고 연구하였다. 그때 전 세계 과학자들의 흥미를 끄는 사건이 발생했다.

	생물 학자인 미국의 제임스 왓슨과 영국의 프란시스 크릭이 세포 속에 있는 DNA(디옥시리브 핵산)의 분자 규모를 규명하여 1962년 노벨 의학, 생리학상을 받았다. 이 DNA 이론은 내게도 커다란 빛이 되었다.

DNA를 포함하는 핵산은 생물의 유전 정보를 운반하는 역할을 하거나 새로운 세포를 만들어 낸다. 즉, 핵산은 생물의 생명을 유지해가는 열쇠라고 할 수 있다.

마침내 나는 '인간의 몸이 노화하거나 반대로 젊어지는 것도 핵산의 작용이 아닐까?'라는 결론에 도달하게 되었다.

그런데 당시만 하더라도 핵산은 몸 속에서 합성된다는 이론이 지배적이었다. 외부로부터 섭취하는 영양분에 의해 형성될 수 있다는 개연성은 무시되고 있었다. 따라서 상품에 포함된 핵산의 양에 관한 연구는 부진하였고 관련 정보도 적었다.

나는 부족하나마 기존의 정보를 토대로 식이 요법을 통해 다시 젊어진 몇 사람의 식습관을 분석해 보았다. 그 결과 젊어지는 방법을 발견하게 되었다. 그들이 즐겨 먹었던 음식은 모두 핵산치가 높았던 것이다.

나는 이 사실이 과학적으로 증명될 것임을 확신했다. 그래서 핵산이 많이 함유된 식품을 환자들에게 적극적으로 권했다.

그러자 그들은 점차 믿겨지지 않을 정도로 질병의 상태가 호전되었을 뿐만 아니라 몰라보게 젊어진 모습을 보여 주게 되었다.

핵산의 저속 노화 혁명

■ 마법의 분자, 핵산의 에너지 효과

핵산이 무엇언지 대부분의 사람들은 잘 알지 못한다. 따라서 핵산이 생물의 노화를 막아 젊어지게 한다고 해도, 핵산의 작용을 이해하지 못하면 역시 쉽게 이해되지 않는다.

자세한 이론은 뒤에 서술하겠지만 한 마디로 요약하면 핵산은 '생명의 근원'이다. 모든 생물의 세포 속에 있는 유전자의 본체로서 세포의 분열, 성장, 에너지의 생산 일체를 조절한다. 즉, 생명의 탄생에서 사멸에 이르기까지의 모든 과정을 지배하고 있다.

이 같은 근본적인 사실을 알아야만 나이를 먹으면 누구에게나 나타나는 여러 가지 현상, 즉 덥수룩했던 머리카락이, 가늘어지고 숱이 적어지는 것, 탄력 있던 몸이 여기저기 축축 늘어지는 것 등이 어디에서 시작되고 어떻게 하면 그것을 막을 수 있는지 알게 된다. 유감스럽게도 고도로 과학이 발달한 시대에 살면서 노화 현상의 원인 및 예방책에 대해 주의를 기울이는 사람은 보기 드물다.

우리는 속이 쓰리면 위장액을 먹고 머리가 아프면 진통제를 먹는다. 다리뼈가 부러지거나 피 오줌이 나오면 놀라서 병원으로 달려간다.

하지만 나이를 먹었다고 해서 의사를 찾아가지는 않는다. 즉, 주름이 늘었다거나 기미가 끼고 피부에 윤기가 없어졌다는 이유로 병원의 문을 두드리는 사람은 없는 것이다. 그것이 분명히 노화의 증상인데도 말이다.

2부 · 핵산과 젊음

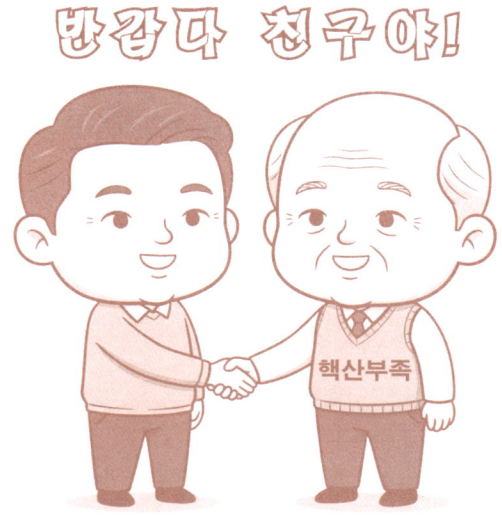

물론 노화와 함께 발생하는 병, 이른바 '성인병'으로 암, 고혈압, 당뇨병, 심장병, 백내장 등의 증상이 나타나면 전문의의 도움을 받는다.

왜 그럴까?

지금까지의 연구 성과로는 나이를 먹으면 왜 노화하는지에 대해 분명한 설명을 해 줄 수 없었기 때문이다.

원인을 모르면 당연히 대처하는 방법도 알 수가 없다. 그래서 아무리 이름난 명의라도 나날이 쇠퇴하는 피부와 몸, 혹은 내장에 대해 손쓸 방법이 없는 것이다.

한편으로는 '노화를 막는다'라는 말에 이끌려 단지 노화를 감추기 위해 다양한 노력을 한다.

예를 들면 화장품이 그렇다. 수분을 잃어 꺼칠해진 피부에는 영양 크림을 바르고, 혈색이 나빠진 얼굴에는 볼 터치와 립스틱을 바른다. 언뜻 젊어진 것처럼 보여 잠시 나이를 잊게 해 주지만 실제로 젊어진 것은 아니라는 사실을 본인 스스로 더 잘 알고 있다.

미용 성형 수술도 한다. 나이가 들면서 생기는 군더더기 살을 제거하는 수술, 주름을 제거하는 수술, 기미와 점을 빼는 수술, 또 숱이 적어진 머리를 위해 머리카락을 심는 수술 등이 그것이다.

그 밖에도 늘어진 근육을 긴장시키기 위해 조깅이나 다양한 스포츠를 즐기는 등 헤아릴 수 없을 정도로 많다.

그러나 어느 것을 해도 몸이 근본적으로 젊어졌다고 말할 수는 없다. 화장품이나 미용 성형 수술로 젊어 보이려고 해도 그것은 화려한 옷을 걸치고 있는 것과 같다.

물론 그 눈물겨운 심정을 모르는 바 아니다. 운동을 하면 근육이 긴장될 수는 있지만, 주름이 없어진다거나 머리카락이 새로 났다는 이야기는 듣지 못했다. 노화의 이론을 모르고는 모든 수고가 헛된 노력에 불과하다.

누구나 나이를 먹으면 필연적으로 노화하게 된다. 그러나 체념할 필요는 없다. 노화의 이론이 해명되었기 때문이다. '핵산 이론'이 바로 그것이다.

핵산 이론은 본인의 환자들에 의해 증명되었다. 그들은 핵산 식이 요법을 통해 확실히 젊어졌다.

핵산 식이 요법을 따른다면 20대인 사람은 앞으로도 20대의 젊음을 계속해서 유지할 수 있고, 30대인 사람도 또한 30대에 알맞은 피부와 체력을 언제까지나 유지할 것이다.

■ 핵산 이론

당신의 몸에서는 지금 스스로 느낄 수 있는 노화 현상이 일어나고 있는가? 아니면 아직 그런 것과는 무관하다고 생각하는가?

당신의 몸 어딘가에서 이미 노화 현상이 나타나고 있다면, 그것이 피부든 머리든 혹은 체력이든 점차 몸의 여러 부분으로 펴져나갈 것이다.

동시에 몸의 여기저기서 다양한 현상이 나타나기도 할 것이다. 당신은 하나하나 접하게 되는 노화 현상이 모두 각기 다른 원인에서 비롯되었다고 생각할지도 모른다.

하지만 그렇지 않다. 당신의 몸 여기저기서 나타나는 노화 현상들의 원인은 표면적으로는 서로 관계가 없는 것 같지만, 사실은 하나의 뿌리로부터 시작되었다. 그 뿌리, 즉 근본의 쇠퇴가 다양한 노화 현상으로 나타나는 것이다.

그러므로 근본을 튼튼히 해 두면 그만큼 노화의 진행을 막을 수 있다. 그 근본을 지배하고 있는 것이 〈핵산〉이다.

우리의 몸은 세포가 분열함으로써 성장하거나 신진대사가 이루어진다. 그러나 변질된 핵산은 불완전한 세포밖에 만들어 내지 못한다.

불완전한 세포란 기능이 저하된 세포를 말한다. 이것이 노화의 원인이 된다. 단적으로 말해 우리 몸의 노화는 핵산의 변질에서 비롯된다고 말할 수 있다.

핵산이 생명의 근원임을 보여 주는 좋은 예로 '유전자 교체 이론'이 있다.

생물은 그 생명이 탄생(여기서의 탄생이란 수정란의 탄생을 말한다)한 시점에서 이미 인종, 체질, 피부색, 생김새 등의 생물학적 형식이 결정된다. 그것은 세포 속의 유전자에 '정보'가 들어 있기 때문이다. 이 정보가 '핵산'인 것이다.

전자 현미경으로 보면, 핵산은 길게 이어진 사슬 모양으로 되어 있다. 유전자 교체란 이 유전자를 절단해 다음 생물의 유전자와 결합시키는 것을 말한다.

대학의 실험실이나 제약 회사의 연구소에서는 이 방법으로 암의 특효약인 인터페론을 만들어 내거나, 지금까지 생산이 불가능했던 각종 호르몬을 제조하고 있다.

이 원리를 이용해서 핵산을 조금만 조작하면 전혀 새로운 생물을 만들어 낼 수 있다. 즉, 상반신은 인간, 하반신은 말인 그리스 신화 속의 켄타로우스나 프랑켄슈타인 박사가 만든 괴물도 만들 수 있다.

요컨대 핵산은 생명 활동의 가장 근본적인 부분을 지배하고 있다고 해도 과언이 아니다. 그러나 생명이 성장기를 지나면서 생명의 근원인 핵산도 그 기능이 크게 저하된다. 주된 원인은 체내에서의 핵산 합성 능력이 저하되어 핵산이 부족하기 때문이다.

핵산의 부족은 핵산의 기능 저하, 즉 노화로 이어진다. 그것은 누구도 피할 수 없는 현상이다.

바꾸어 말해 핵산이 왕성하게 활동하는 한 세포의 작용 또한 활발하기 때문에 몸의 노화는 극복 가능한 것이다. 이것을 가능하게 하는 것이 바로 핵산 요법이다.

변질된 핵산 대신 신선한 핵산을 매일 받아들임으로써 하나하나의 세포가 활성화되어 언제까지나 젊음을 유지하게 되는 것이다. 즉, 세포의 노화는 정지되고 쇠약해진 세포는 다시 활력을 찾게 된다.

이것이 핵산 이론의 요지이다.

핵산 이론은 '콜럼버스의 달걀'과도 같다. 누구나 알고 나면 쉽지만 선뜻 생각하지는 못하는 것이다.

하지만 나름대로의 이유는 있다. 굳이 핵산 식품을 섭취하지는 않더라도 매일의 식사에 포함되어 있는 탄수화물이나 단백질 등에 의해 체내에서 합성된다고 여겼기 때문이다. 물론 이것은 틀린 생각이다.

분명히 핵산은 체내에서 합성되기도 한다. 그러나 합성 능력은 20세 이후부터 급속히 쇠퇴한다. 핵산의 기능이 점차 저하되는 것이다.

노화를 멈추게 하는, 즉 젊음을 유지하는 획기적인 방법은 한 마디로 핵산을 많이 섭취하여 그 기능을 활성화하는 것이다. 당신의 식단을 조금만 바꾸어도 충분한 효과를 볼 수 있다. 아마도 대혁명이 일어나게 될 것이다.

당신은 고핵산 식이 요법이 너무나 간단하기 때문에 '정말로 효과가 있을까?' 하고 의심할지도 모른다.

왜냐 하면 지금까지 '젊어지기 위해' 운동이나 화장 따위를 열심히 해보았지만 눈에 띄는 성과를 올리지 못했기 때문이다. 그런데 식단을 약간 바꾼다고 해서 효과를 얻는다니 믿겨지지 않을 것이다.

우리의 몸은 매일 섭취하는 영양분으로 유지된다. 영양이 풍부한 식사를 하면 건강해지고, 반대로 영양이 부족한 식사를 하면 건강을 잃게 되는 것은 당연한 일이다.

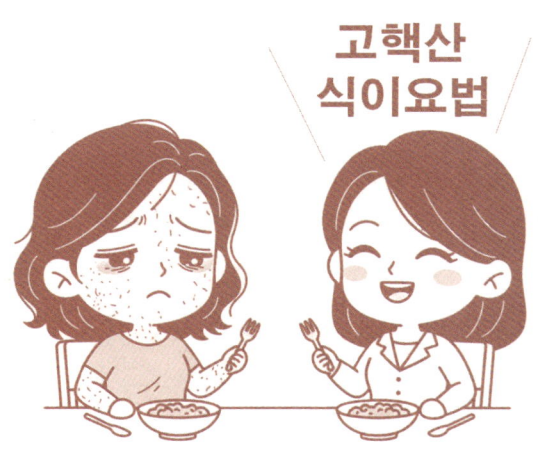

하버드 대학의 알렉산더 리프 교수는 장수의 비결을 알고자 세계적으로 이름난 장수촌인 남미 에콰도르의 빌카밤바, 파키스탄의 훈자, 러시아의 코카서스 등지를 조사한 바 있다. 조사 결과, 리프 교수는 장수의 비결은 이상적인 영양 섭취에서 비롯된다고 결론지었다.

오래 살 수 있음은 물론, 노화를 막아 언제까지나 젊음을 유지할 수 있는 최상의 방법은 바로 균형 있는 영양 섭취이다. 균형 있는 영양 섭취란 핵산이 많이 포함된 고핵산 식품을 적극적으로 먹는 것이다.

이 점에서 고핵산 식이 요법은 지금까지의 상상을 단번에 뒤집는 획기적인 방법이라고 말할 수 있다.

우리는 오랫동안, 육체적인 노화는 막을 수 없는 일이라고 생각하며 살아왔다. 뒤뜰의 나무문이 비바람을 맞아 언젠가 썩어 버리는 것처럼 우리의 몸도 세월과 함께 스러지는 것이라고 생각해 왔다.

그러나 뒤뜰의 나무문과 우리의 몸은 근본적으로 다르다. 나무문은 무생물인데 비해 우리의 몸은 사체가 아닌 생물이라는 것이다. 생물체는 항상 신진대사가 활발하여 새로운 세포를 만들기 때문에 부패와 노화에 대해 어느 정도 저항력을 갖추고 있다.

그것을 가능하게 만드는 것이 핵산이다. 고핵산 식이 요법을 실천하면 불로 장생은 아니어도 노화를 지연시킬 수 있음은 분명하다.

앞에서 소개한 리프 교수의 세계 장수촌에 관한 조사와 세계 제일의 장수 국가인 일본에서 100세 이상의 노인 1,000여 명의 식생활 실

핵산의 저속 노화 혁명

태를 조사한 결과를 보면 모두 핵산치가 높은 식품을 주식으로 했거나 다량 섭취하고 있었음을 알 수 있다.〈표1,2〉

물론 그들은 핵산이 자신들의 수명을 연장시킨다는 사실을 모르고 있었다. 우연히 먹었던 음식이 고핵산 식품이었고, 자신도 모르는 사이에 그 효과를 보았던 것이다.

우리는 이제 핵산 이론을 알게 되었다. 앞으로의 이론 전개를 통해 어떤 식품이 어느 정도의 핵산을 가지고 있으며, 어떤 식품을 어느 정도 먹으면 핵산의 효과가 가장 커지는지에 대해서도 알게 될 것이다.

젊음을 원한다면 고핵산 식이 요법을 실천해 보라..

〈표1〉 장수자의 식사 내용

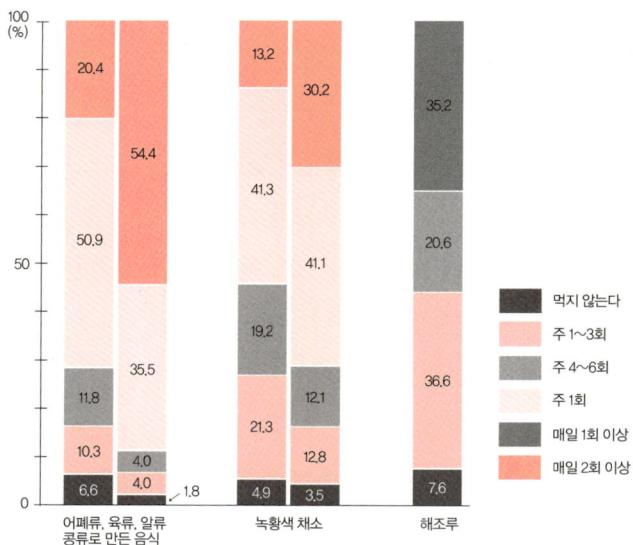

〈표2〉 장수자의 식품에 대한 기호도

식품의 종류	좋아한다	보통이다	싫어한다	기타
육 류	49.2 (33.7)	37.6 (40.9)	13.3 (24.6)	– (0.7)
어패류	62.4 (53.0)	32.6 (37.3)	5.0 (8.8)	– (0.8)
알 류	58.6 (52.8)	38.1 (41.3)	3.3 (5.2)	– (0.7)
콩 류	60.2 (53.7)	38.1 (37.7)	1.1 (7.9)	0.6 (0.7)
야채류	63.5 (67.0)	32.0 (29.5)	4.4 (2.8)	– (0.7)
해조류	55.2 (52.5)	42.5 (44.1)	2.2 (2.4)	– (1.0)

주: ( ) 안은 여성(식료·영양·건강 FoNHel 1982년판)

 20여 년에 걸쳐 연구하고 실증해 온 핵산 식이 요법은 주로 나이를 먹으면 나타나는 변성 질환(심장병, 고혈압, 당뇨병, 백내장, 관절염 등)의 치료 효과를 높이기 위한 것이었다.

 그러나 핵산 식이 요법은 병이 없는 사람이 실천해도 유효하다. 병을 예방할 뿐만 아니라 피부에 윤기와 탄력을 주고, 혈색을 좋게 하고, 머리숱도 많아지게 하여 체력도 좋아지게 된다.

 핵산 식이 요법은 놀랍게도 젊음을 되찾아 준다. 즉, 나이를 먹으면 피부가 약해지고 머리카락이 잘 빠진다거나, 흰 머리카락이 생기고 체형이 무너져 허리가 굽고 체형이 떨어져, 병에 걸리기 쉽다는 당연한 상식을 뒤엎는 것이다.

 더 이상 늙고 싶지 않은 사람뿐만 아니라 5년 전, 10년 전처럼 젊어지고 싶어하는 사람들은 핵산 식이 요법을 통해 항상 젊음을 유지할 수 있다. 값비싼 화장품 같은 것들은 필요하지 않다. 특별히 요구

되는 운동을 할 필요도 없다.

　지금까지 수천 명을 대상으로 핵산 식이 요법을 실시해 성공하였으며 그 결과를 집대성한 것이 이 책이다.

　이 책은 나이를 먹으면서 피부가 늘어지고 주름과 기미가 생겨 고민하는 사람들을 위해 만들어진 것이다. 노화 현상은 누구나 나이를 먹으면 어쩔 수 없이 나타나는 현상이라고 하고 있다. 그러면서도 조금이라도 더 젊어 보이기 위해 화장을 하고 마사지를 하고 미용식을 먹기도 한다. 이 모든 노력들이 노화에 대한 헛된 저항이라는 것을 자신이 더 잘 알고 있을 것이다.

　또한 이 책은 차츰 지방이 쌓이기 시작해 비만을 고민하는 사람들을 위한 것이기도 하다.

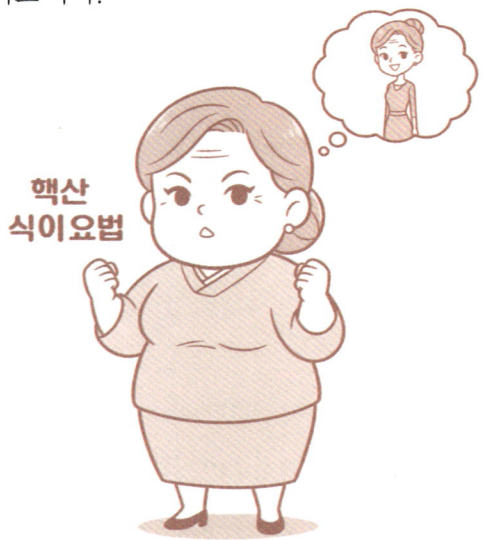

10대에서 20대 전반에는 날씬했던 사람이 가정을 가지고 풍부한 식생활을 하거나 아이를 낳은 후 몸에 살이 붙기 시작한다. 비만을 염려하여 먹는 즐거움을 포기하거나, 힘든 인생을 원하지 않는 이들에게 핵산 식이 요법은 효과적이다.

그리고 이 책은 머리카락이 많이 빠진다거나, 흰 머리카락이 많아 고민하는 사람들을 위한 것이기도 하다.

지금까지는 일단 대머리나 백발이 되어 버리면 치료가 거의 불가능한 것으로 알려져 있다. 즉, 의학적으로 대머리나 백발과 같은 노화 현상은 사람의 힘으로는 어쩔 수 없는 불가항력인 일로 여겼다.

하지만 핵산 식이 요법은 육체의 노화를 막을 뿐만 아니라, 다시 젊어지게 할 수도 있기 때문에, 대머리나 백발도 어느 정도는 치료가 가능하다.

이 밖에 이 책은 정력이 약해 쉽게 피로해지고, 어깨가 결리고 허리가 뻐근해지는 등의 증상에 시달리는 사람들을 위한 것이기도 하다.

이들 증세는 완치가 힘들어 주로 마사지나 간단한 약에 의지하여 일시적으로 병의 호전을 기대할 수 있을 뿐이다. 그러나 핵산 식이 요법은 육체적인 노화에 의해 나타나는 모든 증세에도 뛰어난 효과를 발휘한다.

이 책은 또 고혈압이나 심장병, 관절염, 백내장 등 성인병이 걱정되는 사람들을 위한 것이기도 하다. 핵산 식이 요법은 성인병을 예방할 뿐만 아니라 성인병 치료를 받고 있는 사람에게도 유효하다.

독자들 중에는 하나의 요법이 어떻게 이렇게 많은 병에 유효한지 의문을 가질 수도 있다. 그러나 거의 모든 병은 하나의 원인, 즉 나이를 먹으면 쇠하는 세포의 변성에서 일어나는 것으로, 근본적인 원인을 예방할 수 있는 것이 핵산 식이 요법이다(단, 통풍과 신장 결석에 걸린 사람은 이 책의 주의 사항을 잘 지켜야 한다.).

마지막으로 이 책은 언제까지나 젊음을 유지하여 오래 살고 싶어 하는 사람들을 위한 것이기도 하다.

이 책은 '식이 요법'을 통해 나이가 들면서 나타나는 다양한 노화 현상을 예방하거나 지연시키고자 하는 목적으로 저술되었다.

물론, 식이 요법으로 어느 정도 젊어 보이는가는 주관적이기 때문에 확고히 말할 수는 없지만 육체적인 노화가 심한 사람일수록 놀라운 효과가 나타날 것이다. 겉보기로 70대와 80대인 경우, 10년에서 15년 정도는 젊어 보일 것이다.

젊어진다는 것은 외형적인 변화 뿐 아니라 신체의 모든 조직과 세포가 활성화되어 젊음과 건강을 되찾는 것이다.

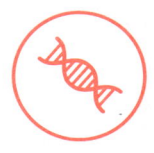 ## 2. 신체의 노화

■ 피부의 노화

당신은 깨닫지 못하고 있을지 모르지만 노화를 좌우하는 것은 아침, 점심, 저녁의 매끼 식사이다.

당신은 매일 무엇을 먹는가? 어제 저녁의 식사는 스테이크였는가, 아니면 생선 요리였는가? 매일 매일의 식사에 따라 당신의 몸은 언제까지나 젊음을 유지하는가 하면, 빠른 속도로 노화되기도 한다.

스테이크는 당신을 젊게 만들까? 아니면 노화를 재촉할까?

결론은 접어 두고 당신의 주위를 돌아보라.

회사에서 책상을 나란히 하고 있는 당신의 동료와 선배들 중에는 실제보다 나이가 더 들어보이는 사람도 있고 반대로 호적상의 나이가 믿겨지지 않을 정도로 젊어 보이는 사람도 있다.

그렇게 차이가 생기는 이유는 무엇일까? 그것은 오랜 세월 동안 지속해 온 매일의 식생활에서 비롯되었다고 말할 수 있다.

20여 년에 걸쳐 '노화와 식생활'의 관계를 연구하여 마침내 그 비밀을 찾아냈다. 어떤 식사가 노화를 막고 젊어지게 하는가를 알아낸 것이다. 이 책(원제 No Aging Diet:나이를 먹지 않는 식이 요법)은 그렇게 탄생하였다.

이 책에서 공개하는 식이 요법은 성가신 다이어트나 무리한 미용식이 아니다. 다만, 우리 몸을 구성하고 있는 모든 세포에 에너지를 불어 넣어 활성화시킬 수 있는 원동력인 핵산을 섭취하는 것이다.

핵산을 많이 포함하고 있는 음식을 매일 잘 조합해서 먹는다면 피부에 윤기가 없어지고 주름이 생기는 등의 노화 현상이 억제되어 4,50대 사람들은 확실히 5,6세 정도는 젊어 보이게 된다. 이러한 핵산섭취의 식이 요법은 이미 수천 명의 사람들을 통해 증명되었다.

생물체를 이루는 기본 단위인 세포의 생명 활동 유지에 중요한 작용을 하는 핵산이야말로 우리가 활동하는 데 필요한 에너지를 충전시키고, 나이가 늘 젊음을 유지할 수 있게 해 주는 '마법의 영양소'인 것이다.

그러나 지금까지 핵산의 존재는 그 중요성에 비해 무시되어 왔다. 왜냐 하면 호르몬처럼 몸에서 합성되는 핵산을 굳이 음식물에서 얻을 필요는 없다고 생각해 왔기 때문이다.

분명히 핵산은 몸 속에서 합성되기는 한다. 하지만 나이를 먹으면서 핵산의 합성 능력은 조금씩 떨어진다. 20세가 지나고 나서는 핵산의 합성 능력이 급속히 저하되므로 점차 세포가 약해져 몸이 계속 노화되는 것이다.

그러므로 20세 이후부터 급속히 부족해지는 핵산을 반드시 보충해주어야 한다. 실제 나이로 보이지 않는 혈기 왕성한 사람은 아마 본인은 의식하지 않더라도 틀림없이 핵산이 많이 포함된 식사를 할 것이다.

당신은 당장 식습관에 큰 변화를 주어야 한다. 현대인의 식습관이 잘못된 방향으로 나아가고 있기 때문이다.

현대인이 주로 먹고 있는 식품에는 유감스럽게도 아주 적은 양의 핵산이 들어 있다. 그런데도 우리는 '고핵산 식품'을 돌아보지 않고 육류를 중심으로 한 '고단백 식품'을 먹게 된 것이 식생활의 향상이며 영양 개선이라고 믿고 있다. 이것은 크게 잘못된 일이다. 이러한 식생활은 노화를 촉진할 뿐이다.

육식만을 섭취하거나 채식만을 섭취하는 당신이 현재 20세라면 당신의 부모 나이가 될 무렵이면 지금의 아버지, 어머니보다 더 늙어 보일 것이 틀림없다.

반대로 당신의 부모가 지금 당신의 나이였을 때, 지금의 당신보다 젊어 보였다면 틀림없이 '고핵산 식품'을 먹었기 때문이다.

당신은 반론을 제기할지 모른다. "부모 세대보다 우리 세대의 평균 수명이 늘었다"고 말이다.

그러나 늘어난 지금의 평균 수명은 당신들의 식생활에서 비롯된 것이 아니다. 그보다는 의학의 발달로 유아 사망률이 저하되고 예전에는 치료할 수 없었던 병을 치료할 수 있게 된 것이 더 큰 요인으로

핵산의 저속 노화 혁명

작용하고 있는 것이다.

　통계 학자라면 누구나 알고 있는 사실이다. 결코 인간의 몸이 오래 살 수 있는 체질로 바뀐 것이 아니다. 오히려 예전 같으면 생각할 수 없었던 일이 실제로 일어나고 있다.

　그 한 예가 젊은 사람도 성인병에 걸린다는 사실이다. 초등학교 학생의 건강 진단에서 동맥경화와 고혈압이 발견되기도 한다.

　현재의 식생활이 가져오는 위험한 경향에 주목한 사람들은 고기를 피하고 야채 중심의 식습관으로 바꾸고 있다. 그것이 '건강식'이라고 믿는다. 분명히 콜레스테롤을 피하고 비타민과 섬유질을 많이 섭취하는 것은 나쁘지 않다. 그러나 이 경우에도 핵산의 섭취에 대해

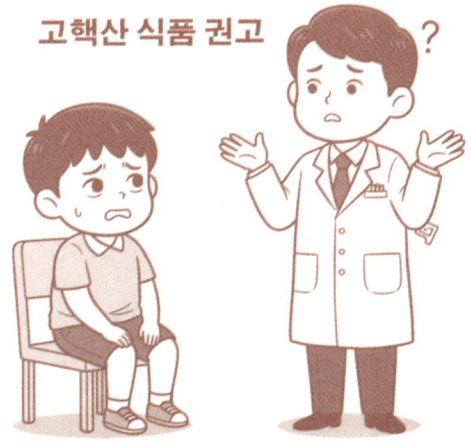

서는 관심을 가지지 않음으로, 육식 중심의 식습관과 별 차이가 없다. 마찬가지로 노화가 재촉될 뿐이다.

결국 지금의 식생활로는 노화로부터 자유로울 수 없다. 그 경향에서 하루라도 빨리 벗어나는 사람만이 노화를 막고 젊음을 유지할 수 있게 된다.

이제는 '고핵산 식품'에 좀더 관심을 기울여야 할 시간이다.

피부는 인간의 몸에서 겉으로 드러나 있기에 노화가 가장 두드러지게 나타나는 부분이다.

젊은 피부란 어떤 것일까?

일반적으로 수분이 적당히 있고 팽팽히 당겨진 상태라고 한다. 해부학적으로는 껍질이 두꺼운 것을 말한다. 더 자세하게 말한다면, 표피가 두껍고 탄력이 있는 것을 '젊은 피부'라고 말한다.

시험삼아 자기 손등의 피부를 꼬집어보라. 꼬집힌 부분의 주위에 가는 주름이 수없이 생기지 않는가? 만약 그렇다면 피부가 매우 얇아진 상태로 표피가 상당히 노화되었다는 증거다. 반대로 그다지 주름이 생기지 않았다면 피부는 여전히 두껍고 탄력이 있어 아직 싱싱함을 잃지 않은 상태이다.

당신의 피부는 어느 정도 노화되었는가? 표피가 얇아져 있지는 않은가?

얼굴에 주름이나 기미가 생기고, 피부가 거칠어지는 등의 변화가

핵산의 저속 노화 혁명

노화 현상이라는 것을 모르는 사람은 없다. 그래서 주름이 생기면 영양 크림을 바르고, 기미가 생기면 기미 제거용 크림을 바르는 등 젊어지려고 한다. 그런다고 해서 주름이 펴지거나 기미가 흔적도 없이 사라지는 것은 아니다.

크림을 바르면 화학 변화에 의해 기미가 약간 흐려질 수 있지만 근본적으로 피부가 젊어지는 것은 아니다. 오히려 털구멍을 막아 피부에 부작용을 일으키기도 한다.

또한 피부가 고와진다고 하여 야채 샐러드만 먹기도 한다. 젊은 여성에게서 많이 볼 수 있는데 야채만, 그것도 날것이 좋다고 오로지 생야채만 먹다가 끝내 혈액 순환에 문제가 생기고 영양 실조로 쓰러지기도 한다.

앞에서 말했듯이 피부의 노화란 피부의 표피가 얇아지는 것이다. 표피의 맨 밑에는 '기저층'이 있다. 여기서 새로 분열이 일어나 새로운 표피가 만들어지고, 낡은 표피는 때가 되어 밀려난다.

피부의 노화는 이 기저층에서 계속되는 세포 분열의 속도가 느려져 나타나는 현상이다. 세포 분열의 속도가 느려지는 원인은 세포의 활동을 조절하는 핵산의 능력이 저하되는 데에 있다.

핵산의 능력을 저하된 상태로 방치하면 노화가 더욱 심해질 뿐이다. 그래서 식사를 통해 핵산을 적극적으로 섭취하는 사람과 그렇지 않은 사람과의 노화의 차이는 커진다. 핵산이 많이 들어 있는 식품을 평소에 많이 섭취하지 않으면 피부 노화는 앞당겨질 뿐이다.

피부의 노화를 촉진하는 또 다른 요인으로는 비타민 A의 부족을 들 수 있다. 비타민 A의 부족은 피부에서 수분을 빼앗아 피부를 거칠게 한다.

주름이 늘어나고 기미가 많아졌다고 해서 그 때마다 화장품을 바르는 것은 소용없는 일이다.

거울 앞에 앉아 30분씩, 아니 1시간 가까이 정성껏 화장하는 노력을 고핵산 식이 요법에 투자한다면 당신의 피부는 틀림없이 오랫동안 젊음을 유지할 것이다.

값비싼 화장품을 사는 데 들이는 비용의 몇 분의 1로 핵산이 풍부한 음식을 매일 식탁에 올려 놓는다면, 당신의 고민은 머지않아 해결될 것이다.

■ 탈모, 백발 약이나 해초로 치료될 수 있다.

여성에 비해 남성에게 많은 고민으로, 2~30대의 젊은 나이인데도 머리카락이 많이 빠진다거나 흰 머리카락이 많이 나는 사람이 있다. 이에 대해 대머리는 유전이라거나, 흰 머리카락은 스트레스를 많이 받아 생긴다고들 한다.

그러나 젊은 사람에게 나타나는 대머리나 백발은 노화 현상으로, 머리 표피의 영양 부족으로 나타난다.

사람의 머리카락은 하루에 0.3mm씩 자란다. 한 달이면 1cm 정도

자라는 셈이다. 보통 성인이 10만 개의 머리카락을 가지고 있다고 가정하여 자라는 정도를 머리카락 한 올로 환산하면 하루에 무려 30mm, 한 달이면 900mm가 자라난다.

인체에서 이만큼 성장이 빠른 기관은 없다. 그런 만큼 대수롭지 않은 영양의 불균형에도 머리카락의 노화는 뚜렷이 나타난다.

머리카락은 모근 부근에 있는 모세포가 차차 분열하여 성장함으로서 자라게 된다. 모세포의 활동이 쇠퇴하면 머리카락도 더 이상 자라지 않는다.

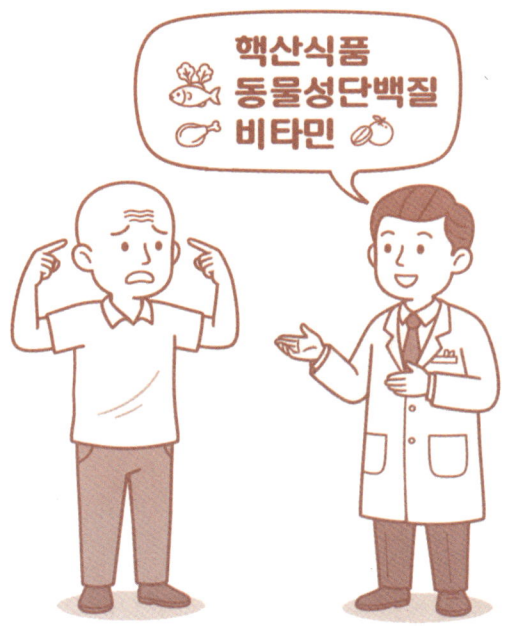

대머리는 머리카락이 빠진 자리에 모세포가 없어 새로운 머리카락이 자라지 않으며, 흰 머리카락 또한 모세포의 수명이 다해 본래의 색깔로 변하지 않는 것이다.

모세포의 활동을 지배하는 것 또한 다른 세포와 마찬가지로 핵산이다. 앞에서 강조했듯이 노화란 핵상이 쇠퇴하여 나타나는 현상으로 머리카락의 경우도 예외는 아니다.

다만 피부의 노화와 다른 점이 있다면, 피부는 고핵산 섬유를 많이 섭취하여 곧바로 효과를 볼 수 있지만, 머리카락은 핵산을 보충하는 것 외에 반드시 동물성 단백질도 함께 섭취해야 한다는 것이다. 왜냐 하면 머리카락을 구성하는 주된 성분이 동물성 단백질이기 때문이다.

또 머리카락 발육에는 비타민 A, B, B 판토텐산(Pantothenicacid) 등도 필요하다. 이 많은 영양소들 중에서 하나만 모자라도 머리카락은 잘 자라지 않는다.

건강한 모발을 유지하기 이해서는 무엇보다도 고핵산 식품을 적극적으로 섭취해야 한다. 뿐만 아니라 동물성 단백질이 들어 있는 음식이나 비타민이 풍부한 야채도 많이 먹어야 한다.

어떤 사람은 검고 풍부한 머리카락에서 유추하여 다시마 등의 해조류를 많이 먹으면 머리카락의 색이 짙어진다고 믿는다. 그러나 그 방법은 역사 동물성 단백질을 먹지 않으면 효과를 볼 수 없다.

탈모나 백발이 진행되고 있는 사람에게 필요한 것은 발모제도 아

핵산의 저속 노화 혁명

니고 가발도 아니다. 또한 탈모나 백발의 원인이 스트레스로부터 벗어나 '즐겁게 살라'는 조언도 아무런 소용이 없다.

　탈모나 백발로부터 자유로워질 수 있는 방법은 단 하나밖에 없다. 그것은 식습관을 바꾸는 것이다. 즉, 고핵산 식품과 동물성 단백질, 그리고 각종 비타민류를 균형 있게 섭취하는 일이다.

■ 체력의 저하, 운동 부족이 원인은 아니다

　비만은 단순히 체중 과다를 의미하는 것이 아니라, 이제는 건강을 위협하는 질병으로 인식되고 있다. 서점마다 어떻게 하면 날씬해지는가를 주제로 한 수십 종의 책들이 판매되고 있다.

　비만은 칼로리를 지나치게 많이 섭취하여 남아도는 칼로리가 몸에 축적됨으로써 살이 되는 것이다. 그러나 칼로리를 과다하게 섭취하더라도 지방이 쌓이지 않도록 충분히 소화한다면 결코 비만해지지 않는다.

　예를 들어, 움직임이 민첩한 사람(A)과 동작이 둔한 사람(B)에게 1Km를 걷게 했다. 민첩한 사람 A씨는 매분 100m의 속도로 걷지만, 둔한 B씨는 60m로 걷는다. 이 때 이들의 소비 칼로리는 각각 얼마일까?

　A씨나 B씨 모두 같은 1Km를 걷기 때문에 소비 칼로리가 같다고 생각할지 모른다. 그러나 이것은 틀린 생각이다.

2부 · 핵산과 젊음

체력 저하?
핵산 부족

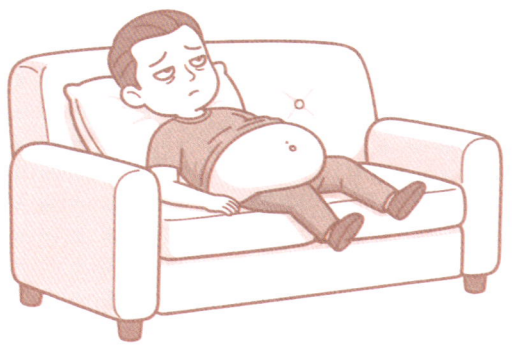

만일 A씨, B씨 모두 몸무게가 60kg이라면 A씨는 60칼로리를 소비하는 반면, B씨는 40칼로리를 소비한다. 벌써 20칼로리의 차이가 난다. 이런 일상의 움직임 하나하나에서 생기는 작은 차이가 모여 결국 커다란 차이가 되는 것이다.

B씨의 경우, 소비되지 않은 칼로리는 지방으로 축적되므로 비만해진다. 둔한 B씨는 더욱 살이 찌게 되고 움직임은 더 둔해지는 악순환이 되풀이된다.

위의 예는 똑같은 몸무게, 그리고 같은 양의 칼로리를 섭취하는 경우로 한정하여 두 사람의 소비 칼로리 양을 측정한 것이지만, 이 결과로서 20대의 당신과 30대의 당신의 모습을 유추해 볼 수 있다.

20대의 당신은 무슨 일에나 민첩하게 움직여 가만히 있으려고 해도 저절로 몸이 움직여질 정도로 정력적이다.

30대가 된 당신은 어떨까? 될 수 있으면 일요일에는 집에서 낮잠이나 자고 싶어할 것이다. 집 근처에 물건을 사러 갈 때도 자동차를 타고 갈 것이다. 백화점에 갈 때는 한 층을 올라가도 에스컬레이터나 엘리베이터를 이용할 것이다.

다시 10년의 세월이 지나면 40대의 당신은 더욱 움직이기 싫어할 것이다. 따라서 노화는 더욱 두드러지게 나타난다.

점차 나이가 들수록 체력이 저하되는 이유는 세포가 에너지를 만드는 능력이 약해졌기 때문이다. 원인은 핵산의 부족이다.

즉, 핵산이 부족한 식사를 할 경우 나이가 많아질수록 소비되지 않은 칼로리가 당신의 목이나 팔, 배와 허벅지에 쌓여 결국 불필요한 군살로 둘러싸이게 될 것이다.

영양 학자들이 말하는 것처럼 칼로리의 과잉 섭취로 살이 찌기는 하자만, 그렇다고 칼로리를 제한해야 한다는 것은 오류라고 생각한다.

여분의 지방 섭취를 막고자 음식이나 칼로리를 제한하면 다른 필요한 영양소의 부족을 초래한다. 영양 실조나 그 밖의 여러 가지 병을 일으킬 수도 있다.

따라서 섭취 칼로리의 양을 줄일 것이 아니라 소비 칼로리의 양을 늘리면 된다. 그 방법으로 조깅이나 수영을 권하지는 않겠다.

물론 운동을 하는 것도 중요하다. 하지만 보다 근본적인 방법은 노화하여 에너지 대사를 잘 하지 못하는 세포에 핵산을 공급하게 하여 활력을 되찾게 하는 일이다. 그렇게 하면 축적된 군살은 에너지가 되어 저절로 소비될 것이다.

지금까지의 경험으로 미루어 핵산이 풍부하게 함유된 식품을 섭취해 온 사람은 나이가 들어도 언제나 젊은 사람 못지않은 체력을 유지하고 있다. 그들은 고핵산 식품을 적극적으로 섭취하여 젊음과 활력을 되찾았기 때문이다.

활기가 넘치면 당연히 몸이 가벼워지기 때문에 몸을 움직이는 활동을 많이 하게 된다. 따라서 자연히 소비 칼로리가 늘어난다.

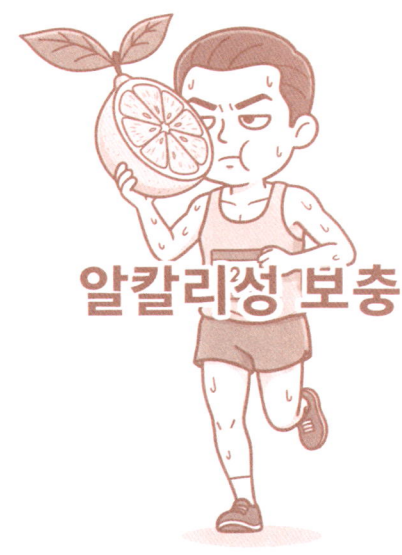

만약 당신이 점점 살이 찌고 있을 때 살을 빼기 위한 다이어트로 제한된 식사를 하고 싶다면, 그 전에 꼭 핵산 식이 요법을 해 보라.

몸에 에너지가 용솟음침과 동시에 몸무게를 줄일 수 있으므로 일석 이조의 효과를 거두게 될 것이다.

산에 자주 오르는 사람은 레몬을 가지고 다닌다. 피로해졌을 때 레몬을 한 입 베어 먹으면 곧 원기가 회복된다. 마라톤 선수가 경기 중에 레몬을 입에 무는 것도 같은 이유에서다.

왜 그럴까?

우리의 근육은 격한 운동을 해서 얻은 에너지를 빼앗기면 유산을 분비한다. 이 유산은 대부분 혈액으로 녹아나오는데 강한 산성이다.

따라서 혈액이 산성으로 변하면 심장의 기능이 저하되거나 빈혈, 저혈압이 발생하고 몸 전체가 쉽게 피로해진다.

우리의 혈액은 보통 ph7.2~7,4의 약 알칼리성이다. 따라서 산성으로 변하는 것은 비정상적인 상태이다.

그래서 알칼리성 레몬을 먹어 산성으로 변하기 시작한 혈액을 바로잡아 심장의 기능을 정상으로 돌려 놓음으로써 재빨리 피로를 회복하는 것이다.

식품은 몸 속에 들어가면 소화 흡수되어 미세한 분자로 분해된 뒤, 각 세포에서 여러 가지로 이용된다. 일종의 연소이다.

식품의 산성도, 알칼리성도를 조사할 때는 그 식품을 완전히 태워

남은 재를 물에 풀어 측정한다. 이렇게 조사하면 레몬과 매실을 비롯한 과일과 야채는 알칼리성 식품이고, 곡류와 육류 및 콩류는 산성 식품이다.

혈액이 산성으로 바뀌는 것은 반드시 격한 스포츠나 노동에 의해서만이 아니다. 산성식품의 과다 섭취도 혈액을 산성으로 변화시켜 쉽게 피로를 느끼게 한다.

그러므로 육류와 곡류 등 산성 식품 중심으로 식사를 할 경우 세포의 에너지 대사를 촉진하는 핵산을 함께 섭취하지 않으면 육체의 피로는 극한 상태에 이른다. 별로 피로해질 이유가 없는데 갑자기 몸에

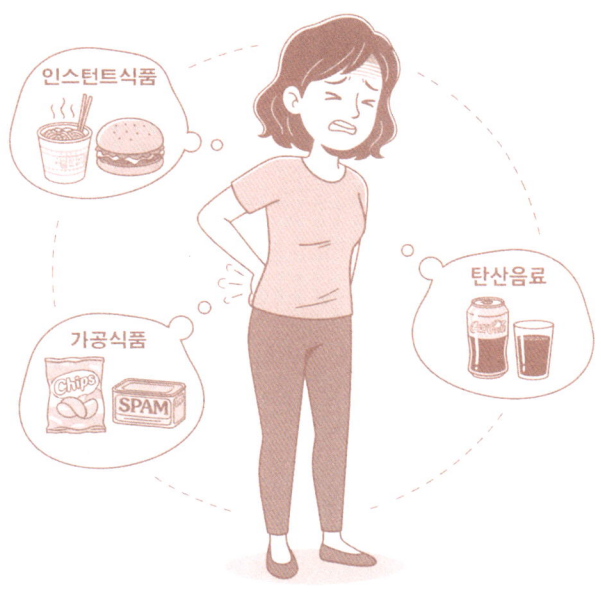

핵산의 저속 노화 혁명

서 힘이 다 빠져 버린 것 같다 그리고 또 손을 약간 들어 올리는 것도 괴로울 정도의 무력감을 경험한 적이 있다면, 당신의 식습관을 돌아볼 필요가 있다.

아마 당신은 야채와 과일 등의 알칼리성 식품 대신 빵이나 쌀, 고기나 달걀 등의 산성 식품을 많이 섭취했을 것이다. 그 결과 정상적인 약 알칼리성이어야 할 혈액이 산성으로 바뀌어 버린 것이다.

이 경우 핵산이 풍부한 식품이 특효약이다. 특히 핵산치와 알칼리도가 높은 식품을 적극적으로 섭취한다면 당신은 언제까지나 활력을 유지할 것이다.

■ 뼈와 뇌, 시력의 노화

흔히들 요통은 어떤 사고로 허리를 다쳤거나, 허리에 무리가 가는 자세로 일을 했을 때 생기는 것으로 알고 있다. 현대병의 하나인 요통의 발병 원인이 식습관이라고 한다면 당신은 아마도 믿지 않을 것이다.

바르지 못한 자세가 허리에 무리를 주는 것은 분명한 사실이다. 하지만 보다 빈번하게 요통이 발생하는 이유는 '서구식 습관' 때문이다.

즉, 범람하고 있는 가공 식품의 섭취로 요통의 발병률이 증가하고 있는 것이다. 인스턴트 식품, 냉동 식품, 스낵 등의 가공 식품에는

'반드시'라고 해도 좋을 정도의 방부제가 널리 쓰이고 있다. 이 방부제에 포함된 인(P)을 지나치게 섭취하면 요통이 발병한다.

또 인은 현대인들이 즐겨 마시는 탄산 음료 제조 시에도 사용된다. 요통을 일으키는 식품은 우리 주위에 흔하게 널려 있다.

인은 우리 몸에 꼭 필요한 미네랄의 하나로 칼슘과 함께 뼈와 이를 이루는 주성분이다. 생체의 생리 기능에 꼭 필요한 광물성 영양소인 미네랄은 몸 속에 언제나 일정한 비율로 유지되어야 한다.

예를 들어, 인과 칼슘은 혈액 중에 1대 1의 비율로 유지되지 않으면 정상적으로 기능하지 못한다. 인이 너무 많아지면 상대적으로 칼슘이 부족하게 된다.

가공식품을 많이 먹는 사람은 인의 과다 섭취로 칼슘이 부족해지기 쉽다. 과다한 인은 부족한 칼슘을 뼈나 이에서 충당하여 혈액 안에서의 균형을 유지한다. 그러므로 가공 식품을 많이 먹으면 뼈와 이가 약해진다.

요즘 아이들은 뼈가 매우 약하다고 한다. 조금만 헛발을 디뎌도 뼈에 이상이 생길 정도다. 이 또한 가공 식품에 포함된 인의 과다 섭취(칼슘의 부족)가 원인이다.

체내에서 인이 부족해서가 아니라 너무 많아서 상대적으로 부족한 칼슘 때문에 뼈가 약해진다.

인류가 두 발로 선 이래 체중의 부담을 가장 많이 받아 온 부분, 즉 허리에 부작용이 나타나는 이유도 이 때문이다. 설상가상으로 핵산이 부족하면 약해진 뼈 세포의 신진대사마저 방해를 받는다.

　인과 칼슘의 불균형이 이렇게 심한 적은 인류 역사상 아마도 없었을 것이다. 천연의 식품을 먹는 한 이런 일은 있을 수 없다. 인을 포함하고 있는 가공 식품을 이렇게 많이 먹었던 때는 없었다. 그런 만큼 옛날 같으면 결코 볼 수 없었던 초등학생의 요통까지 나타나고 있다. 기억해야 할 것이다. 가공 식품은 당신의 뼈와 이를 약하게 하고, 몸의 노화를 한층 더 앞당기는 가공(可恐)의 식품이라는 것을.

　당신은 자신의 기억력을 믿는가? 어제 있었던 일을 될 수 있는 한 자세히 기억하고 있는지 시험해 보라. 어제 있었던 사소한 일까지 또렷하게 기억한다면 당신의 기억력은 믿을 만하다.
　그러면 일주일 전의 일을 기억해 보라. 오늘이 월요일이라면 지난주 일요일에 당신은 어디에 갔었는가? 누구를 만나 무엇을 했는가? 어떤 TV 프로를 시청했는가? 수첩을 보지 않고도 그 날 하루의 일을 모두 기억해 낼 수 있다면 당신의 기억력은 자랑해도 좋다.
　하지만 유감스럽게도 대부분의 사람들은 단지 일 주일 전의 일조차 어렴풋이 기억한다. 외출하여 누구를 만났는지, 그 사람의 이름은 무엇인지, 시청한 프로의 제목은 무엇인지 등 곧바로 생각나지 않을 것이다.
　나이가 들어감에 따라 이러한 기억력 감퇴는 더욱 심해져 물건이나 약속을 따위를 깜빡 잊는 일이 잦아진다. 만났던 사람의 얼굴은 떠

오르는 반면에, 아무리 생각해도 이름이 기억나지 않거나, 또 단골로 다니는 음식점의 이름조차 좀처럼 기억나지 않기도 한다.

다른 능력과 마찬가지로 기억력 또한 20세쯤에 정점에 이른 뒤 점차 쇠퇴하기 시작한다. 태어났을 때 140억 개였던 뇌 세포가 20세 이후에는 하루에 10만 개에서 2만 개씩 파괴되기 때문이다.

물론 이 뇌 세포는 기억력만 담당하는 것은 아니다. 그러나 뇌세포가 자꾸 파괴되어 감에 따라 기억력이 쇠퇴하는 것은 틀림없는 사실이다. 파괴된 세포는 두 번 다시 재생되지 않는다. 시간이 흐름에 따라 감소할 뿐이다.

하지만 체력의 쇠퇴와 마찬가지로 뇌 세포가 줄어드는 것도 사람에 따라 상당히 다르다. 매일 머리를 쓰고 식사를 통해 뇌 세포의 대사에 필요한 영양분을 듬뿍 섭취하면 뇌 세포의 감소는 하루 10만 개 이하로 억제된다. 반면에 머리를 잘 쓰지 않고, 뇌가 필요로 하는 영양의 섭취도 부족하게 하면 하루에 20만 개 이상의 세포가 파괴된다.

사람의 신체 기관 중에서 조건에 따라 이렇게 노화의 차가 크게 나타나는 기관은 찾아볼 수 없다. 대체 이유가 무엇일까?

보통 성인의 뇌의 무게는 1.3~1.4kg, 즉 몸무게의 약 2%에 해당한다. 놀랍게도 사람이 거의 몸을 움직이지 않고 휴식하고 있을 때조차 뇌는 몸 전체가 소비하는 에너지의 20%나 소비한다. 심장이 멈추지 않더라도 호흡이 정지되었을 때 맨 먼저 나타나는 것이 산소 결핍으로 인한 뇌사인 것은 바로 이 때문이다.

뇌가 이렇게 많은 산소를 소비하는 것은 뇌세포가 막대한 에너지로 끊임없이 대시하고 있다는 증명이기도 하다.

뇌세포의 활동에는 다양한 물질이 관계한다. 특히 중요한 요소는 산소, 단백질, 철, 그리고 비타민 E 등이다.

핵산은 모든 세포의 활동을 지배한다. 세포가 활발히 활동하기 위해서는 핵산 공급이 필수적이다. 따라서 핵산을 많이 포함한 음식물을 충분히 섭취하면 세포는 활력을 찾게 되고, 왕성한 활동으로 노화를 억제시킨다.

단백질은 모든 세포의 주성분으로, 질 좋은 단백질을 섭취하면 뇌세포 또한 왕성한 활동을 하며, 부족할 경우 노화하기 쉽다.

철은 혈액 속의 헤모글로빈의 주성분으로 뇌가 대량으로 필요로 하는 산소를 운반하는 역할을 한다. 또한 비타민E는 혈관이 언제까지나 활발하게 움직이도록 하여 동맥경화를 예방한다.

이들 영양소를 충분히 갖추고 있는 식품을 섭취하고 매일 머리를 많이 쓴다면 기억력의 저하로 고민할 필요가 없으며, 치매와 같은 노인병을 걱정하지 않아도 된다. 즉, 머리를 좋게 하고 치매를 예방하는 가장 좋은 방법은 고핵산 식품의 섭취와 함께 머리를 많이 쓰는 것이다. 만약 핵산의 섭취를 게을리하고, 기억력이 나빠지는 것은 어쩔 수 없는 노화 현상이라 하여 단념한다면 뇌 세포의 기능은 점차 저하될 것이다.

뇌세포 기능 저하
정어리, 순무, 콩, 우유로 예방

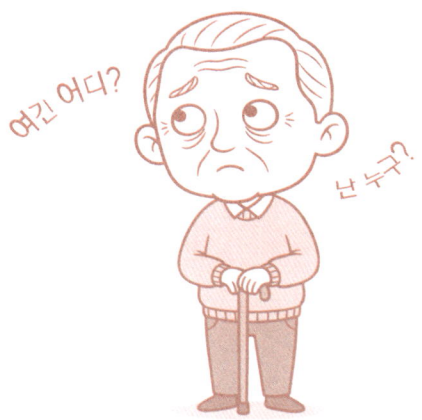

그 때 기회를 놓치지 않고 치매가 찾아온다.

기억력의 쇠퇴보다 더 분명한 노화의 징후는 눈의 노화, 이른바 노안이다.

그 동안 아무런 문제 없이 읽던 신문의 글자가 흐릿하게 보인다거나, 조금 거리를 두고 보아야 더 잘 보인다면, 이미 눈의 노화가 진행되고 있음을 의미한다.

거의 모든 사람들은 40대에 접어들면 노안의 초기 증세를 경험한다. 신문의 일반 기사나 명함에 있는 주소를 읽는데도 불편을 느낀다고 토로한다. 남의 일로만 여겼던 일들이 이제는 자신의 일로 눈앞에 닥친 것이다.

눈의 노화는 백내장으로 나타나기도 한다. 백내장은 카메라의 렌즈에 해당하는 눈의 수정체가 회백색으로 흐려져서 시력이 떨어지는 질병이다. 정도의 차이는 있지만 60대가 되면 누구에게나 백내장의 징후가 나타날 정도로 흔한 질병이다.

그러나 노안이나 백내장은 어느 날 갑자기 나타나는 것은 아니다. 이미 20대 때부터 서서히 진행되어 온 것이다

만약 당신이 젊은데도 이런 증상을 깨닫는다면 먼저 자신의 매일의 식단을 점검해 보기를 권한다. 틀림없이 필요한 영양소가 결핍되어 있을 것이다.

눈의 작용에 관여하는 영양소는 많다. 특히 중요한 것은 단백질과 핵산이다. 단백질은 눈의 렌즈, 즉 수정체와 그 수정체를 조절해서 초점을 맞추고 있는 근육의 주요 성분이다. 그리고 핵산은 단백질의 대사를 조절한다. 따라서 단백질과 핵산을 충분히 섭취한다면 시력이 나빠질 이유가 없다.

가족들이 모두 안경을 쓴 집이 있다. 모두가 근시이고 아버지는 노안까지 있다면, 이런 경우 모두 유전 때문이라고 생각하기 쉽다.

그러나 사실은 유전에 의해서가 아니라 잘못된 식습관이 원인일 때가 많다. 근시의 90% 이상은 후천적인 가성 근시로 결코 유전되지 않는다.

가족이 모두 안경을 쓰고 있다면 그것은 그 집의 식생활이 잘못된

탓이다. 그런 가정의 식생활을 조사해 보면 즐겨 먹는 음식에서 섭취하는 단백질이나 핵산의 양이 매우 적다.

대부분 10대에 시작되는 근시는 20대가 되어도 계속 진행한다. 동시에 노안과 백내장도 잠재적으로 진행되어 마침내 눈의 노화, 즉 시력의 저하가 나타난다.

물론, 시력의 저하는 안경을 착용하거나 발달된 현대 의학으로 교정이 가능하다. 그러나 간과하지 말아야 할 것은 일단 눈의 노화가 진행되었다면 이미 몸의 다른 기관에서도 노화가 진행되고 있다는 점이다.

■ 간 기능의 저하와 성욕의 감퇴

"주량이 약해서 더 이상은……"

술자리를 사양할 때 이렇게 말하는 경우가 있다. 누구나 나이가 들면 마실 수 있는 술의 양이 줄어든다고 생각한다. 젊었을 때보다 체력이 저하되므로 술을 많이 마시지 못하는 것은 당연하다.

그러나 술이 약해졌다는 것은 내장, 특히 간장의 기능이 쇠퇴했다는 증거이다. 확실한 노화 현상의 하나이기는 하지만 결코 나이나 체력의 저하 탓으로 돌릴 문제가 아니다.

잘 알다시피 알코올은 간장에서 분해한다. 튼튼한 간장은 왕성하게 기능하므로 신진대사가 활발하여 여러 잔의 술을 마셔도 충분히 분해할 수 있다. 하지만 쇠약해진 간장은 알코올 처리 능력이 크게 저하되어 있어 적은 양의 술을 마셔도 빨리 취하거나 술을 마신 뒤끝이 좋지 않다. 임상 치료를 근거로 살펴보면, 술은 순기능보다 역기능이 더 크게 작용하기 때문에 술을 마시라고 권할 수는 없다.

간장은 섭취한 영양분이 몸에 쉽게 흡수되도록 함과 동시에 몸 속의 유독한 물질을 해독하는 기관이다. 따라서 주량이 약해졌다는 것은 알코올을 해독하는 간장의 기능이 떨어진 증거로서, 섭취한 영양분을 처리하는 능력이 저하되었음을 의미한다.

일반적으로 간장은 심각한 질병이 발생하지 않는 만큼 일단 간장이 약해지면 몸 전체에 영향을 미치게 된다. 간장의 기능이 떨어지면 애써서 섭취한 영양분도 몸 속에서 잘 흡수되지 않아 영양분의 손실

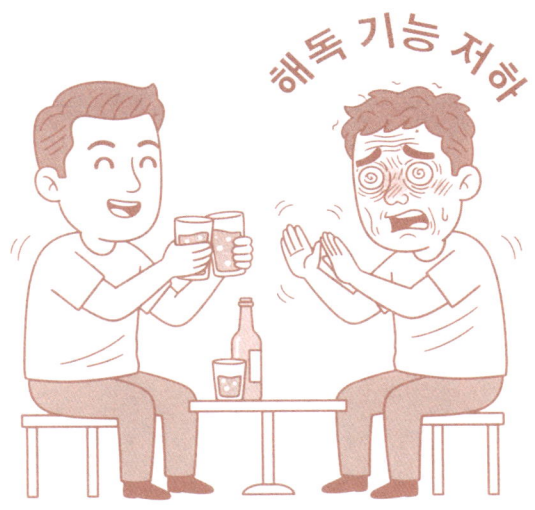

이 커진다. 또 해독 작용도 떨어지기 때문에 합병증이 생기기 쉽다.

이를 테면, 담즙의 분비가 원활하지 못해 생기게 되는 황달은 간장의 대표적인 합병증이다. 담즙을 생산하는 간장이 제 기능을 하지 못해 발생하게 된다. 따라서 예전에 술을 조금만 마셔도 숙취가 심하다거나, 갑자기 주량이 크게 떨어진 사람의 경우 대체로 간장 기능의 저하가 중대한 원인이다.

이 같은 일은 간염, 간경변, 간암 등에 의해서도 발생하지만 노화에서 비롯되는 것이 일반적이다. 이 같은 증상은 특히 단백질, 각종 비타민, 그리고 핵산이 결핍되었을 때 두드러진다.

이러한 예는 전통적으로 곡류 이외의 식품을 거의 먹지 않는 남미와 아프리카의 원주민들에게서 볼 수 있다. 바싹 마른 체구를 가진 그들은 대개 몇 가지 병에 걸려 있다. 곡류의 과다 섭취가 문제라기보다는 곡류만 섭취함으로써 다른 영양 물질과의 균형이 깨져 간장이 제 기능을 다 하지 못하기 때문이다.

물론 예전보다 주량이 약해졌다고 해서 곧바로 극단적인 증상이 나타나지는 않는다. 그러나 단순히 나이 탓으로 돌리지 말고 영양 부족에 의한 간 기능 저하는 아닌지 의심해 보아야 한다.

누구나 나이가 많아짐에 따라 성적 기능이 쇠퇴하는 것은 부정할 수 없는 사실이다. 섹스에 대한 욕망도 시들해지고 횟수도 줄어든다. 성욕의 감퇴는 몸이 노화하고 있다는 적신호인 것이다.

남성의 경우, 성 기능의 저하는 빠르게는 20대 후반부터, 늦어도 40대에는 나타난다. 사람의 몸은 20세 때 정점을 이룬 뒤 서서히 쇠퇴하게 된다. 섹스도 예외는 아니다.

"인간의 모든 에너지의 근원에는 성적인 충동이 숨겨져 있다."

정신 분석학의 창시자인 프로이트(Freud Sigmund:1856~1939)의 말인데, 그의 주장에 따르면 성적인 능력의 저하는 인간에게 대단히 심각한 문제라고 하였다.

성욕의 감퇴는 육체적, 정신적인 활력까지도 저하시키기 때문이다. 또 정력의 쇠퇴가 동년배에 비해 두드러질 경우 심각하게 고민하지 않을 수 없다. 그러나 고민하기 전에 매일의 식생활을 살펴보라.

잘못된 식생활이 육체적 에너지를 저하시키고, 나아가 성적인 불능에까지 이르게 할 수도 있기 때문이다.

기근 등으로 영양 상태가 극도로 악화되었을 때의 출생 수는 극단적으로 떨어져 버린다. 자손을 번식시키는 데까지 신경을 쓸 여지가 없기 때문이다.

영양 상태가 나쁜 아메바는 세포 분열을 정지하고, 이리나 사자도 새끼를 낳지 않는다. 새끼를 낳더라도 무사히 살아남을지 불분명하며, 그보다 자신의 생명조차 위태로워지는 것을 본능적으로 알기 때문이다. 인간도 기아 상태에 놓이면 다를 것이 없다. 생사의 기로에서 성욕 따위는 일어나지 않는다.

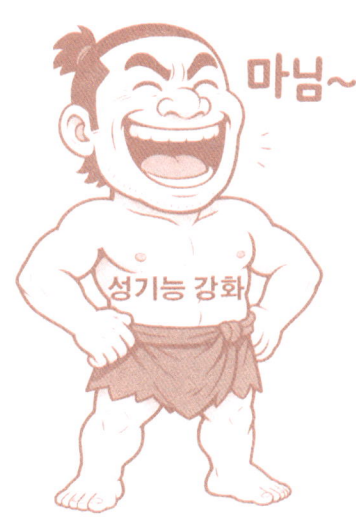

영양학적으로 볼 때 식생활에서 섭취하는 영양의 불균형은 알려진 것보다 매우 심각하다. 대체로 칼로리의 섭취는 충분하지만 그 외 몸의 신진대사에 필요한 영양소는 절대적으로 부족하다.

성적인 기능에 관계하는 영양소는 매우 많다. 그 중에서 특히 중요한 것은 단백질, 비타민C, 그리고 핵산이다.

단백질은 남성 정액의 주성분인 동시에 체내 호르몬의 구성 물질이다. 체내 호르몬은 주로 부신피질(두 개의 신장 위에 있는 내분비 기관. 분비되는 호르몬은 수분, 당분, 나트륨 등의 염분 대사로 성적 발육에 관계한다)에서 분비되는데 그 기능을 촉진하는 것이 비타민C이다.

핵산은 호르몬의 분비를 조절하며 비타민B는 핵산이 제 기능을 할 수 있도록 에너지를 공급한다. 그러므로 이들 영양소 중 어느 것 하나라도 부족하면 성 기능은 약해져 버린다.

일반적으로 채식주의자는 고기를 먹는 사람에 비해 성적인 에너지가 적다고 하는데, 이것은 야채가 고기에 비해 핵산과 단백질이 적기 때문이다. 스태미너를 가지고 성생활을 원만히 하기 위해서는 핵산을 반드시 섭취해야 헌다.

■ 잘못된 식습관이 노화를 재촉한다

앞에서 설명한 것처럼 피부와 두발의 노화 혹은 체력의 저하 등을 앞당기는 원인은 몸이 필요로 하는 영양소를 골고루 섭취하지 않는 데 있다. 이 점에 대해서는 대부분 사람들이 수긍할 것이다. 그러나 잘못된 식사를 한두 번 할 정도로 당장 몸이 노화되는 것은 아니다.

약의 부작용처럼 곧바로 그 결과가 몸에 나타나는 것이 아니고 몇 년, 몇 십 년 동안 계속된 결과 영양의 불균형이 누적되어 여러 질병으로 나타나는 것이다.

식생활이 잘못되었다는 것을 알게 되기까지는 그만큼 오랜 시일이 걸린다. 모두들 음식의 맛이나 질에 다소 불만이 있기는 하지만 자신의 식생활이 잘못되었다고는 결코 생각하지 않는다.

왜냐 하면 과거에 비해 현대인의 식생활은 물질 문명의 발달로 인해 매우 풍요로워졌기 때문이다. 생활 수준이 향상되면서 식탁에 오르는 식품의 종류도 매우 다양해졌다.

또한 재배 기술의 발달로 계절에 관계 없이 언제든 먹고 싶은 것을 먹을 수 있다. 즉, 농업 경영의 기계화에 힘입어 제철이 아닌 과일이나 야채를 쉽게 구할 수 있다.

심지어 영국 산세리 주에서 카스피 해의 철갑상어 알젓, 중국의 피탄(집오리알을 진흙에 절여 놓았다가 먹는 음식)에 독일 포도주를 곁들이는, 안방에서도 세계의 음식을 맛볼 수 있는 꿈같은 이야기가 현실로 이루어지는 세상이다.

매일의 식생활에도 커다란 변화가 일어나고 있다. 생활 속에서의 요리의 간소화, 식품 가공 산업의 발달로 인한 가공 식품화 및 인스턴트화 등이 그것이다.

  그런데 가공 식품에는 신진대사에 꼭 필요한 미량 영양소(비타민, 무기질 등)가 결핍되어 있고, 또한 인체에 유해한 식품 첨가물을 사용함으로써 체내에서 여러 가지 문제가 발생한다.

  이러한 경향은 범세계적으로 진행되고 있는 아주 심각한 상태로, 인류가 불을 이용해서 익혀 먹기 시작한 이래 식생활 최대의 위기를 맞고 있다.

  그 영향으로 이미 나타나고 있는 것이 성인병의 급격한 증가와 그 발병 연령층의 저하를 들 수 있다. 즉 지금까지는 중년 이후의 사람에게서 발병하던, 고혈압, 당뇨병 등의 성인병이 젊은이들에게서도 나타나기 시작한 것이다.

  성인병은 주로 동물성 식품의 과다 섭취가 원인으로 미국에서는 6세의 어린이에게서 동맥 경화가 발병한 예가 있다.

  요약하면, 잘못된 식생활로 인해 현대인의 노화는 가속화되고 있다.

  성인병의 급격한 증가, 그 발병 연령층의 저하, 그리고 피부나 머리, 시력이 쇠퇴하고 몸이 비만해지는 등, 노화 현상이 광범위하게 나타나고 있다.

  고지방, 고칼로리, 고염분 위주의 식생활로 동맥경화, 고혈압, 당뇨병은 이제 흔한 질병이 되었다. 현대인의 식생활이 결코 이상적이지 못하다는 것은 굳이 근거를 제시하지 않아도 누구나 알 수 있다.

그래서 많은 사람들이 식생활 패턴을 바꾸고 있다. 그러나 그들 다수가 또 다른 오류를 범하고 있다.

예를 들면 칼로리 계산의 오류이다. 뚱뚱해진 사람, 뚱뚱해질까 봐 두려워하는 사람들 중 다수는 칼로리의 섭취량을 줄이는 데만 열심이다. 그들은 뚱뚱해지지 않기 위해 하루에 섭취하는 칼로리의 양을 1,000~1,500칼로리로 제한하고자 한다.

그러나 지금까지의 식사 패턴을 바꾸지 않고, 칼로리의 양만을 줄여서는 아무런 의미가 없다. 오히려 식사에서 보충되는 영양분이 감소해 신진대사에 꼭 필요한 비타민과 미네랄, 핵산이 부족하게 되어 또 다른 부작용을 일으킨다.

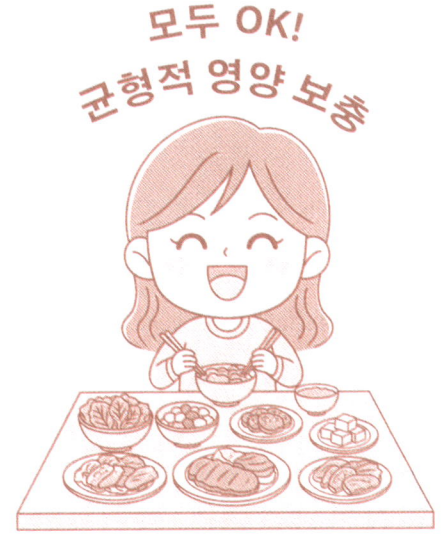

그 결과 대사에 이상이 생기게 된다. 아무리 칼로리를 제한하더라도 몸무게는 줄지 않으며, 노화만 두드러진다. 따라서 섭취 칼로리를 제한할 것이 아니라 식생활의 질을 개선하는 것이 중요하다.

또한, 젊은 여자들의 경우 미용식이라 하여 육식은 일절 금하고 채식 위주의 식사를 하는 것도 옳지 않은 식습관이다. 야채에는 사람의 몸에 필요한 단백질과 핵산이 많지 않기 때문이다.

결국 채식주의자는 지방이나 콜레스테롤의 공포에서는 벗어나겠지만, 단백질과 세포의 대사를 활성화시키는 핵산이 부족해 필연적으로 노화가 앞당겨진다.

비만으로부터 벗어나기 위해 섭취 칼로리의 양을 제한하거나 채식 위주의 식생활을 하는 것은 분명히 잘못된 식습관이다.

안타깝게도 대다수의 사람들이 그 방법이 효과가 있을 것이라고 생각한다. 균형적이지 못한 영양 섭취가 또 다른 부작용을 낳는 것을 모르기 때문이다.

날씬해지기 위해서는 소비 칼로리의 양을 늘려 섭취 칼로리의 체내 축적을 막아야 한다. 그러기 위해서는 운동으로 여분의 칼로리를 모두 소비해 버리면 된다.

하기 싫은 운동을 하라는 것은 아니다. 앞에서도 말한 것처럼 핵산을 풍부하게 포함하고 있는 식품을 섭취하면 당연히 몸의 에너지 대사가 활발해져 소비 칼로리가 늘어난다.

즉, 핵산을 많이 지닌 음식을 한 가지라도 더 식탁에 올려 놓는다면 비만은 그만큼 멀어지는 것이다.

당신은 하루에 몇 칼로리를 섭취하고 있는가? 자신이 섭취하는 칼로리의 양은 매일의 식사로 계산할 수 있다.

만약 하루의 식사에서 얻는 칼로리의 양이 일정하다면 식사의 횟수가 세 번인 경우보다 두 번일 때 더 뚱뚱해지기 쉽다.

이 점에 대해 수긍하지 않는 사람도 있을 것이다. 그들의 논리는 하루에 10만 원의 경우 5만 원씩 두 번 받으나 세 번으로 나누어 받으나 마찬가지이기 때문이다.

적절한 예가 아닐지 모르지만, 양돈 업자들은 돼지를 짧은 기간 내에 살찌우기 위해 하루에 한 번밖에 사료를 주지 않는다. 같은 양의 사료를 두세 번으로 나누어서 주면 살이 찌지 않는다고 한다. 당신도 살이 찌고 싶지 않으면 이 사례를 생각해 볼 일이다.

식사에서 섭취한 영양소는 대부분 포도당으로 바뀌어 혈액 속아서 녹아 각 세포에서 이용된다. 이용하고 남은 포도당은 최종적으로 피하지방으로 축적된다. 피하지방으로 축적된 포도당은 단식이나 절식을 했을 때는 에너지로 쓰이지만, 신체 활동이 없을 경우에는 축적된 채 좀처럼 소비되지 않는다.

요컨대 한 번에 대량의 식사를 하면 여분의 영양분은 피하 지방으로 쌓이지만, 몇 번으로 나누어 하게 되면 그 때마다 포도당으로 소비되어 버리는 것이다.

바쁜 현대인들은 대부분 시간을 들여 제대로 된 아침 식사를 할 수가 없다. 그들의 아침 식사는 고작해야 커피에 토스트이다. 칼로리도 영양분도 거의 없다.

따라서 부족한 영양분을 점심이나 저녁식사에서 보충하기 때문에 실질적으로 하루에 두 끼의 식사를 하는 셈이다. 즉, 하루의 섭취 칼로리 총량은 변화 없이 축적되는 피하 지방만 늘어나 쉽게 뚱뚱해지는 것이다.

따라서 식사를 한 뒤 곧 잠을 자는 것은 살이 찌는 지름길이다. 왜냐하면 섭취한 칼로리가 소비되지 않기 때문에 자는 동안 고스란히 피하 지방에 쌓이기 때문이다.

살찌는 것이 두렵다면 밤참을 먹거나 식사를 한 뒤 바로 잠들지 않도록 해야 한다

■ 가공 식품과 자연식 애호가, 부드러운 요리

현대인의 식생활 중 가장 큰 문제점은 가공 식품을 섭취하는 것이다. 인스턴트 식품, 청량 음료수, 설탕, 합성 조미료, 그리고 초콜릿이나 사탕 따위의 과자류 등 즐겨 먹고 있는 가공 식품은 이루 다 열거할 수 없을 정도로 많다.

그런 만큼 현대를 살고 있는 이상 좋든 싫든 간에 가공 식품을 입에 대지 않으면서 살아가기란 어렵다,

가공 식품이 자신의 건강을 해치고 노화를 앞당긴다는 사실을 인식하면서 먹는 사람은 거의 없다. 예를 들면, 앞에서도 말했듯이 가공 식품을 제조할 때 사용하는 합성 방부제에는 인이 다량 함유되어 있어, 과잉 섭취에 따른 신진대사의 불균형이 발생한다.

원래 인은 뼈와 이를 형성하는 데 꼭 필요한 미네랄이다. 그러나 지나치게 많이 섭취하면 칼슘과의 균형이 깨지게 된다.

따라서 인이 많이 포함되어 있는 인스턴트 식품이나 청량 음료를 계속해서 먹으면 만성 인 과잉증이 된다. 이로 인해 뼈가 약해져서 아이들은 쉽게 골절상을 입게 되고, 어른은 골격이 변형될 수도 있다.

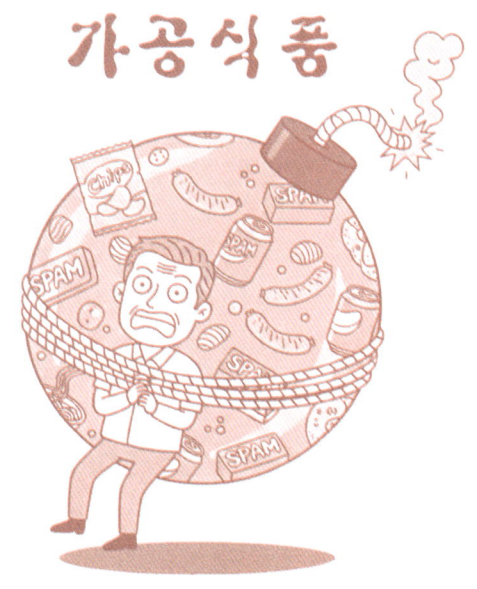

인의 과잉 섭취로 인한 악 영향은 뼈만이 아니라 신경에도 미친다. 흥분한 신경을 진정시키는 작용을 하는 마그네슘은 몸 속의 인이 늘어나면 그 이용률이 크게 떨어지게 된다.

【참고】 "인(磷 또는 燐 : phosphorus)" 자체가 직접적으로 폭력성을 유발한다는 과학적 근거는 현재까지 없다.

그러나 "불안, 짜증, 충동성" 정도의 간접 경로는 제시된다.
"폭력, 공격성"에 영향을 주는 확실한 식품 요인
- ▶ 과당(특히 옥수수 시럽) → 혈당 급변 → 짜증 충동 증가
- ▶ 카페인 → 신경 과흥분, 불면, 불안
- ▶ 트렌스 지방, 고나트륨 식단 → 뇌 혈류 감소 및 정서 조절력 저하
- ▶ 오메가 3 결핍 → 전두엽(충동 조절) 기능 저하

더욱이 인의 섭취량은 놀랍게도 최근 20년간 3배로 증가하였다. 인의 과다 섭취로 인한 악영향이 여기저기서 나타나기 시작한 것도 당연한 일이다.

한편 가공 식품이 천연 식품보다 영양가가 적은 것은 피할 수 없는 사실이다. 단적인 예로 아이들이 좋아하는 포테이토칩을 살펴보자.

감자는 예로부터 비타민 C의 귀중한 보급원이 되어 왔다. 그러나

기름에 튀겨 포테이토칩으로 만들어 버리면, 비타민 C는 거의 파손되어 영(0)에 가깝게 된다. 또 삶은 감자에는 지방분이 1%밖에 없지만 튀겨낸 포테이토칩은 40%나 되는 지방분을 포함한다.

포테이토칩뿐만 아니라 대부분의 가공 식품은 비타민이 크게 부족하고, 지방분이 지나치게 많이 포함되어 있다고 생각하면 된다. 당연히 지방의 과잉 섭취로 콜레스테롤이 축적되어 비만과 성인병이 발생하게 된다.

청량 음료와 사탕 따위에 든 설탕도 현대인의 몸을 좀먹고 있다. 정제된 설탕이 아주 빨리 체내에 흡수되기 때문에 그에 대응해 인슐린이라는 호르몬의 분비가 촉진된다. 인슐린이 많이 분비되면 혈당치가 필요 이상으로 낮아져 저혈당증에 빠지게 된다.

결과적으로 무력해진다거나 조급해져서 정서가 불안해지기도 한다. 또한 현대 사회에 범죄가 증가하고, 가정 내 폭력과 교내 폭력이 만연하는 원인이 된다고 말할 수 있다.

확실히 가공 식품은 성가시게 조리하는 불편을 덜어 주기 때문에 주부에게는 편리한 '요술 지팡이'이다. 힘들게 재료를 준비해야 하거나 조리하느라고 시간을 허비할 필요도 없고, 그냥 먹고 싶은 요리를 단시간에 그것도 간단하게 식탁에 올릴 수 있다.

하지만 그런 식생활이야말로 가족의 몸과 정신을 좀먹고 있다는 점을 깨달아야 한다.

자연주의자라는 사람들이 있다. 그들은 현대의 식생활이 가지고 오는 여러 가지 오류를 깨닫고 모든 육류와 가공 식품을 거부하며, 야채도 자연 농법으로 재배한 것만 먹고, 빵도 방부제를 사용하지 않은 것만을 고른다. 현미식에 철저한 것도 자연주의자들의 특징이다.

그러나 슬프게도 자연식을 하더라도 자신의 생명을 지키기 위한 최소한의 영양학을 모르면 죽음에까지 이를 수 있다. 실제로 자연식주의자가 잘못된 영양학의 희생자가 되어 사망한 예가 있다. 그들의 사인은 모두 영양 실조였다.

확실히 고기를 먹지 않으면 지방과 콜레스테롤의 축적이 최저한으로 억제된다. 그만큼 동맥경화와 심장병 등의 성인병을 멀리할 수 있는 것이다. 나아가 자연식은 앞으로 세계의 인구 증가로 인한 식량 위기의 대비책도 된다.

소나 돼지에게 열 사람 이상이 먹을 수 있는 곡물을 주어야만 한 사람이 먹을 수 있는 고기를 얻을 수 있다고 한다. 요컨대 곡물로 먹으면 열 사람이 먹을 수 있는 것을 소나 돼지 등의 육식으로 만들어 버리면 한 사람밖에 먹지 못하는 것이다.

따라서 모두가 육식을 폐지하고 채식주의자로 돌아서면 지구의 농산물로 더 많은 인구를 부양할 수 있게 된다.

이 외에도 자연식의 장점은 많겠지만, 간과해서는 안 되는 것이 있다. 자연식주의자는 단백질과 비타민 등의 영양 부족으로 허약해지기 쉽다는 것이다.

예전에 학교에서 배운 '생물'을 복습해 보자.

인간이 필요로 하는 단백질을 만들기 위해서는 20종의 아미노산이 있어야 한다. 이 20종의 아미노산 중 12종은 사람의 몸 속에서 합성되지만 나머지 8종은 음식물에서 섭취해야 하는 필수적인 것이다.

구성 아미노산(20종)

■ 필수 아미노산(9종)

로이신
이소로이신
발린
라이신
트레오닌
페닐알라닌
트립토판
메티오닌
히스티딘

■ 비필수 아미노산(11종)

글리신
글루탐산
알라닌
아르지닌
시스틴
글루타민
아스파라진
아스파트산
카르니틴
프롤린
세린

아미노산 재료 참고하기

■ 필수 아미노산(9종)

알라닌, 아르지닌, 시스틴, 글루탐산, 라이신염산염,
페닐알라닌, 글루타민, 트레오닌, 발린, 트립토판,
카르니틴, 이소로이신, 메티오닌, 히스티딘, 글리신,
아스파트산, 아스파라진, 트립토판, 프롤린, 레몬과즙분말,
레몬향분말, 사과산, 효소처리스테비아, 먹는 구연산,
에리스리톨, 수크랄로스, 치자황색소, 정제소금

핵산의 저속 노화 혁명

> **1. 필수 아미노산**
> - 우리 몸에서 스스로 합성이 불가능하여, 반드시 외부 음식으로부터 섭취하는 것이, 필수 아미노산 이다.
>
> **2. 비필수 아미노산**
> - 우리몸에서 영양소를 활용하여 합성 할 수 있지만 개인 조건에 경우 충분히 합성되지 않아 음식으로 더 섭취가 필요하다.
>
> ※ 인류의 필수아미노산 : 이소류신, 류신, 라이신, 메티오신, 페닐알라신, 트레오닌, 트립토판, 발린(아르기닌, 히스티딘)
> ※ 아미노산 구입 방법
>   - 병원, 시중 약국, 인터넷 등에서 구입 가능하다.

그리고 단백질은 아미노산이 1종이라도 부족하면 만들어지지 않는다. 그 결과 단백질을 기초로 하는 효소와 호르몬이 만들어지지 않기 때문에 신체의 대사가 균형을 잃어 쉽게 병에 걸린다. 극단적일 때는 영양 실조로 죽음에 이르게 된다.

야채와 곡물 중 어느 한 가지도 아미노산을 균형 있게 포함하고 있지 않다. 필수 아미노산 중 어느 한 가지는 결여되어 있다. 따라서 야채와 곡물만 먹는다면 반드시 영양 장애가 일어날 것이다.

그러나 야채와 곡물에 부족한 아미노산의 종류는 식품에 따라 다르기 때문에 잘 조합하기만 하면 필수 아미노산을 보충할 수 있다.

예를 들어, 한 끼 식사에 '빵과 현미 등의 곡물'과 '콩류'를 잘 조합하면 모든 필수 아미노산을 부족하지 않게 섭취할 수 있다. 하지만 아침 식사로 곡물만 먹고 점심 식사로 콩을 먹는다면 전혀 도움이 되지 않는다. 아미노산은 조화되지 않고 쓸데없이 배합되어 버리기 때문이다.

그 밖의 유효한 조합은 '곡물'과 '우유 등의 유제품', '나무 열매, '씨앗'과 '콩류' 등이다.

따라서 아침 식사로는 빵과 우유, 점심으로는 현미와 콩조림을 먹는 것이 유효한 단백질 섭취의 예이다. 이 사실을 모르면 자연식주의자는 조만간 자신도 모르는 사이에 영양 장애 상태를 초래해 체내의 어느 기관에든 이상이 생길 것이다.

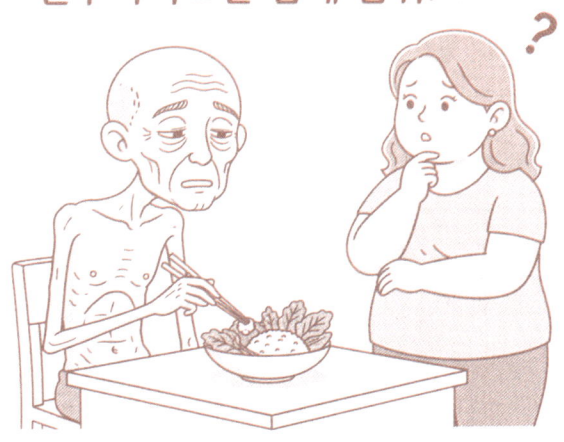

자연식주의자가 범하기 쉬운 또 하나의 오류는 비타민 B, 특히 B12의 결핍이다. 이 비타민은 간에 비교적 많이 포함되어 있고 야채에는 거의 없다.

비타민 B12는 핵산의 작용을 도와 세포 분열을 촉진한다. 따라서 B12가 극단적으로 결핍되면 활발한 세포 분열은커녕 분열해야 할 때에 세포가 분열하지 않게 된다. 세포는 자꾸 커질 뿐이고 세포의 수는 늘지 않는다. 혈액 중의 적혈구에 그런 현상이 일어나면 악성 빈혈이 된다.

이것을 막기 위해서는 간을 먹어 B12를 보충해야 한다. 그러나 자연식주의자에게는 무리한 이야기일 것이다. 그럴 경우 비타민제를 먹지 않는 한 결핍증은 막을 수 없다.

야채와 곡물에는 핵산이 조금밖에 없다. 우리의 몸은 20세를 지나면 체내의 핵산 생산능력이 차츰 저하되기 때문에, 식사를 통해 보충하지 않는 한 핵산의 부족으로 인한 노화 현상은 피할 수 없다. 그래서 자연식 애호가들 중에는 실제 나이보다 늙어 보이는 사람이 적지 않다.

단, 다행스러운 것은 핵산이 풍부한 야채가 있다는 점이다.

연구를 계속해서 고핵산 식품을 개발한다면 자연식주의자들도 나이를 먹지 않고 젊게 살 수 있다.

자연식주의자 못지않게 요리에 대한 편견을 가진 부류가 미식가이다. 그들은 대개 좀처럼 구할 수 없는 귀중한 재료를 써서 시간과 수고를 아껴서 만든 요리야말로 최고이고, 가장 맛있다는 편견에 빠져 있다.

그 전형적인 예로, 세계 제일이라고 하는 프랑스 요리를 들 수 있다. 다행인지 불행인지 본인은 프랑스 요리의 전 코스를 먹을 기회가 좀처럼 없었다.

비록 몇 번 되지 않는 경험으로도 오르되브르에서 디저트에 이르기까지 '사치스럽다'라는 말이 딱 들어맞는 요리로 프랑스 요리 외에 달리 없음을 실감했다.

쓰이는 재료도 소, 돼지, 닭, 거위, 토끼를 비롯해 온갖 종류의 물고기, 새우, 게, 조개, 그리고 여러 가지 야채 등 그 풍부함은 중국 요리 못지않다.

그러나 재료가 풍부함에도 불구하고 프랑스 요리는 오븐이나 냄비, 프라이팬 등 가능한 모든 조리 기구를 사용하여 지나치게 열을 가한다는 문제점을 가지고 있다. 고기와 어패류는 물론 야채까지 불과 증기를 가해 요리한다.

영양학의 관점에서 말하면 요리의 재료를 지나치게 가열하면 포함되어 있는 귀중한 비타민류가 완전히 파괴된다.

소고기를 예로 들어 보자. 소고기를 프랑스 요리의 앙트레 풍으로 소스를 졸여 버리면 비타민 B1의 손실률은 60%, 비타민 C는 거의 영(0)이 되어 버린다. 그러나 미국인들이 잘 먹는 스테이크를 알맞게 구우면 비타민 B1이나 C의 손실률을 20~30%로 줄일 수 있다.

영양학의 입장에서 보면 프랑스 요리에서의 영양 손실은 매우 크다고 말할 수 있다.

한편 요리를 할 때 불을 지나치게 쓰는 일은 그 요리를 필요 이상으로 부드럽게 만든다. 지나치게 부드러운 음식은 사람의 노화를 앞당긴다.

평소에 부드러운 식사만 하는 사람은 턱 근육이 약해지고 뇌 세포가 노화되어 버린다. 딱딱한 음식을 튼튼한 이로 깨물면 턱 근육을 발달시킬 뿐만 아니라 뇌도 자극하기 때문에 노화 방지에 도움이 된다.

이는 실험을 통해 증명된 바 있다. 오른쪽 절반의 이를 위아래 다 뽑아낸 원숭이를 사육해 보니 오른쪽 절반의 뇌가 두드러지게 퇴화해 버렸다고 한다. 자극을 받지 않는 뇌는 곧 퇴화해 버리는 것이다.

오랜 시간 열을 가해 지나치게 부드러워진 프랑스 요리는 이가 전혀 필요하지 않을 정도이다. 씹을 필요도 없이 입 안에서 녹아 버리는 요리가 아주 맛있는 요리라는 미식가의 의견도 있다.

그럴 수도 있다. 그러나 그런 요리만 먹다가는 뇌의 노화가 점점 심해져 머지않아 치매에 이르게 된다.

프랑스에서도 반성의 소리가 나오기 시작해 최근에는 조리에 지나치게 열을 가하는 것을 삼가고 있다. '새로운 요리'라든가 '자연스러운 요리'라는 것이 그것이다.

물론 요리를 하면서 영양소가 파괴되는 경우는 프랑스 요리에서만 볼 수 있는 것은 아니다. 어디에서든 많이 보는 현상이다. 하지만 요리를 하면서 지나친 열의 사용은 피해야 한다.

  언제까지나 젊음을 유지할 수 있는 식이 요법을 원한다면 요리 또한 자연에 가까운 소박한 것이어야 한다.

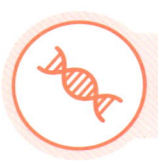

3. 고핵산 식이 요법의 효과

■ **분자 생물학이 발견한 핵산 식이 요법**

고핵산 식이 요법은 건강 서적에 으레 나오는 '건강식'이나 '자연식'을 이용한 식이 요법과는 크게 다르다. 따라서 당신이 건강이나 미용을 위해 식이 요법을 하고 있다면 매일 식탁 위에 무엇을 올려 놓아야 할지 혼동을 일으킬 것이다. 고핵산 식품은 대부분의 식사 요법 전문가들이 식이 요법 식품으로 제한하는 메뉴 등이다.

그들의 주장에 의하면, 콜레스테롤이 수치를 높이기 때문이다. 이것은 '상식'처럼 되어 있다. 그러나 고핵산 식이 요법은 결코 그들이 우려하는 결과를 낳지 않는다. 필요한 주의 사항을 지키기만 하면 오히려 콜레스테롤 수치를 줄일 수 있다.

고핵산 식이 요법은 지금까지의 식이 요법과는 그 시작부터 다르다. 고핵산 식이 요법은 칼로리 계산에 의거하여 음식물 섭취를 줄이는 수단으로 삼지 않는다. 그렇다고 특별한 식품이나 약품을 쓰지도 않는다. 핵산 식이 요법은 최첨단 과학에 의해 해명된 분자 생물학에서 출발하고 있다.

이미 말했듯이 핵산은 생물 학자인 워슨과 크릭에 의해 그 실체가 해명되었다. 핵산에는 두 종류가 있다. 그중 하나인 RNA는 리보오스(당)와 염기, 즉 아데닌, 구아닌, 사이토신, 유라실을 가지고 있다. 다른 하나인 DNA는 염색체의 주요 구성 성분으로, 디옥시리보오스(당)와 4개의 염기, 즉 아데닌, 구아닌, 시토신 및 티민을 가지고 있다. 위신과 크릭 모형에 따르면 DNA는 이중 나선으로 이루어져 있다. 염기-당-인산의 배열로 된 가닥 2개가 염기로 연결되어 전체적으로 꼬여서 나선 구조로 존재한다.

이 구조의 해명으로 어슨과 크락은 1962년 노벨. 의학 생리학상을 수상하였으며, 핵산의 연구 또한 활발히 진행되었다.

■ 인간의 세포를 지배하는 DNA와 RNA의 비밀

"피부가 푸석푸석하게 마르고 주름이 많이 늘었다. 피부색도 예전 같지 않고 같지 않고 핏기가 없다."

"탄력이 없어진 얼굴에서 눈꺼풀, 뺨, 턱 부분의 피부가 늘어지기 시작했다."

"머리카락이 가늘어지고 이마의 정수리 부분에서 머리카락이 많이 빠진다. 흰 머리카락도 나기 시작했다."

이 같은 현상이 몸에 나타나면 자신의 몸이 어느 새 노화하고 있음을 깨닫는다. 이런 현상이 나타나는 이유는 무엇일까?

우리의 몸이 수많은 세포로 이뤄졌다는 것은 누구나 다 알고 있다. 피부, 근육, 심장, 뇌, 눈, 머리카락, 치아, 손톱 등 모두 세포의 집합이다. 물론 피부는 부드럽고 손톱은 딱딱하듯이 세포에는 여러 유형이 있다.

몸이 노화하는 것은 세포가 노화하기 때문이다. 이것은 누구나 쉽게 이해할 수 있는 사실이다.

그러면 세포는 왜 노화하는가? 이유를 알아보기 전에 먼저 우리의 몸은 어떻게 생겼는지 살펴보자.

처음에 정자와 난자가 만나 단 하나의 세포로 이루어진 수정란이 만들어진다. 생물학적으로 인간은 20세에 신체의 성장이 일단 정지된다. 처음에는 겨우 한 개였던 세포가 20년간 수 조 개의 세포로 분열하는 것이다. 이 얼마나 굉장한 생명력인가?

이 때 세포의 분열을 지배하는 것은 DNA이고, 그 세포가 만들어내는 단백질을 조절하는 것은 DNA(디옥시리보 핵산)의 지령을 받은 RNA(리보 핵산)이다.

고핵산 식이 요법의 기준이 되는 핵산이 바로 DNA와 RNA이다. 이 핵산은 우리의 몸이 태어나 죽을 때까지 우리의 몸을 지배한다. 세포를 예로 들어 살펴보자. (그림1 참조). 세포는 지름이 10미크론(1미크론은 1,000분의 1밀리)이 채 되지 않는 작은 구형을 이루고 있어, 1,000개를 나란히 놓아도 1cm가 채 안 된다.

세포의 중심에는 세포 크기의 4분의 1정도 되는 핵이 있다. 핵산은 이 핵 안에 포함되어 있는 DNA를 말한다. 이 DNA는 인간뿐 아니라 소나 쥐, 물고기, 곤충, 미생물에 이르기까지, 요컨대 지구상에서 사는 총 135만여 종의 모든 생물의 세포에 포함된 가장 중요한 것이다.

생명 활동의 중심적 역할을 하는 이 DNA에 대해 좀더 자세히 알기 위해 DNA의 모델을 조립해 보자. DNA 모델을 만들기 위해서는 길고 가느다란 병 하나와 리본 2개, 이쑤시개 한 줌만 있으면 된다.

(그림1) 세포의 모양

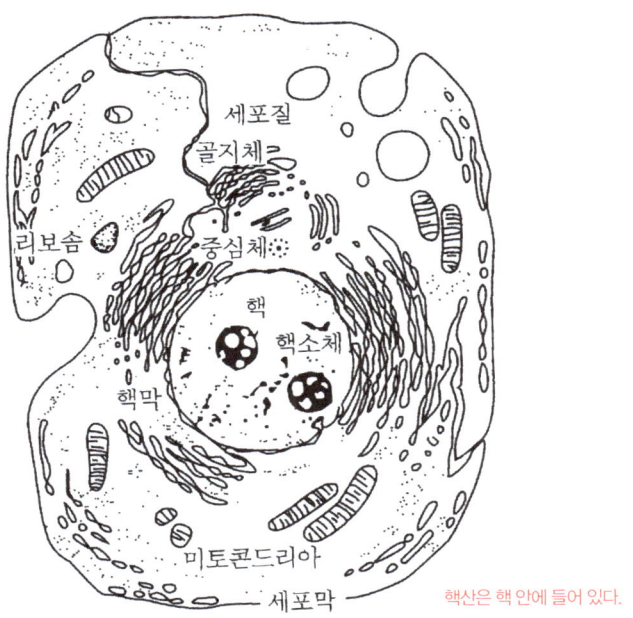

핵산은 핵 안에 들어 있다.

(그림2) DNA의 나선 구조

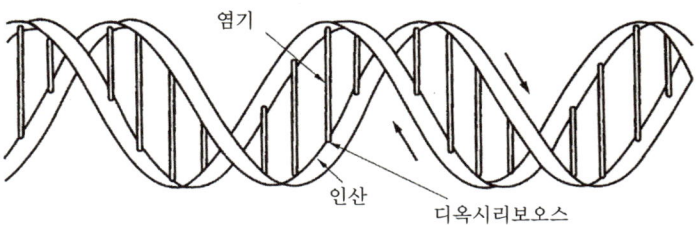

두 개의 리본 부분은 디옥시리보오스와 인산으로 되어 있다. 이쑤시게 부분은 아데닌, 티민, 구아닌, 시토신으로 되어 있다.

먼저 리본 하나를 오른쪽으로 돌려 병에 감고, 이것과 조금 엇갈리게 또 하나의 리본을 같은 식으로 병에 감고 그 리본의 모양이 헝클어지지 않도록 병을 빼내고 남은 두 개의 리본 사이에 같은 간격으로 몇 개씩의 이쑤시개를 꽂는다. 그러면 (그림2)와 같은 모양이 된다.

이것이 DNA의 구조이다. 리본은 디옥시리보오스(당)와 인산으로 되어 있다. 이쑤시개는 아데닌, 시토신, 티민, 구아닌이라는 물질로서 이쑤시개 하나는 이 물질이 두 개씩 조합된 것이다.

리본과 이쑤시개로 만든 DNA 모델은 분자 생물학의 차원에서 말하면 거대한 DNA 분자의 극히 일부이다. 인간의 세포 하나에 포함되어 있는 DNA의 총길이는 무려 174cm나 된다.

완전한 복제를 리본과 이쑤시개로 만든다면 60억 개의 이쑤시개와 개와 20km의 리본이 필요하다. 엄청나게 많은 정보를 가지고 있는 것이다.

■ DNA의 숙명

싱싱하던 피부가 탄력이 없어지고 주름이 많아진다. 가늘어진 머리카락이 잘 빠지고 흰 머리카락도 많이 생긴다. 또 머리카락이 한 번 빠지면 다시 나지 않는다. 그리고 예전과 달리 심장, 간장, 기관지, 혈압 등에 이상이 나타난다.

이러한 노화 현상과 DNA가 밀접한 관계에 있다는 것은 DNA가 수행하는 역할을 이해하면 쉽게 알 수 있다.

DNA의 첫 번째 역할은 같은 DNA를 만들어 내는 것이다. DNA의 복제는 세포 분열에 앞서 핵 안에서 일어난다. 낡은 핵에서 분열한 새 핵은 자기 안에 전달된 DNA가 정하는 대로 새 세포를 만든다.

생물의 성장 과정은 거듭해서 세포를 분열하여 몸을 만들고, 일단 몸이 만들어지면 낡은 세포를 새것으로 만든다.

DNA는 정확히 자신의 복제를 만들어 낸다. 만약 DNA가 본연의 역할을 제대로 수행하지 못한다면 어떻게 될까? DNA는 세포의 구성을 결정하므로 기형 DNA를 포함한 세포가 생식 세포의 정자나 난자일 경우 불행하게도 아기는 선천성 기형아가 되기도 한다.

또, 기형 DNA가 생식 세포가 아니라 피부나 간의 세포일 경우 불완전한 DNA의 명령에 따라 만들어지는 새 피부나 간의 세포 역시 불완전해진다. 그것은 암 세포처럼 극단적인 형태로 나타날 수도 있다. 그러나 대체로 DNA의 기능 저하는 피부와 머리카락의 노화, 간과 심장의 쇠약이라는 형태로 나타날 때가 훨씬 많다.

DNA의 또 다른 역할은 단백질을 만드는 것이다.

사람의 몸은 심장, 혈액, 피부 등 어느 부분이든 단백질이 주성분을 이룬다. 이 단백질을 만드는 것은 오직 DNA뿐이다.

DNA는 RNA의 도움을 받아 단백질의 구성 요소인 아미노산을 조합해 단백질을 만드는데, 아미노산의 배열 방법은 전부 DNA의 명령에 기초하고 있다. 따라서 DNA가 제대로 역할을 수행하지 못할 경우 완벽한 단백질이 만들어지지 않으며, 불완전한 단백질은 불완전한 채로 몸의 구성 요소가 된다.

또 DNA의 기능 저하는 단백질 합성 능력의 속도를 떨어뜨린다. 피부와 머리카락 또는 내장의 세포가 변질되거나 상실되어 회복되지 않는다. 그로 인해 앞에서 언급한 노화 현상, 만성 성인병 등이 생기는 것이다.

■ DNA기능이 저하되지 않으면

DNA이 기능이 저하되는 원인은 여러 가지가 있다. 바이러스나 X선, 우주의 방사선, 독물 등 외부에서 제공되는 원인도 있다.

그러나 외적인 원인보다는 내적인, 즉 DNA의 손상에 의한 기능 저하가 일반적이다. 누구에게서나 일어나는 DNA의 손상이다.

젊은 사람의 피부가 건강하고 아름답게 빛나며 머리카락이 탐스러운 것은 어째서일까? 그것은 태어나서부터 20년에 걸친 성장 기간에는 세포 분열의 속도가 매우 빨라 단백질이 잘 만들어지기 때문이다. 즉, DNA와 RNA라는 두 핵산이 활발하게 작용하기 때문이다.

　보다 중요한 원인은 성장기의 젊고 건강한 핵산은 새 세포와 단백질을 만들어 낼 때 오류를 범하는 일이 거의 없다는 점이다. 핵산은 계획대로 정확히 일을 처리한다.

　만약 탄생 단계에서 DNA의 이상이 없고, 기능 또한 저하되지 않는다면 인간의 몸은 막 태어났을 때처럼 항상 건강하게 살 수 있다. 그러나 인간은 나이가 들어감에 따라 점차 늙어 가며 마침내 죽어야 할 운명을 맞게 된다. 막 태어났을 때의 활발했던 핵산의 기능이 점차 시들기 때문이다.

　성장기 이후 사람의 몸은 핵산의 합성 능력 저하로 인해 극단적으로 쇠약해져 버린다. 몸 속에서 합성되는 핵산만으로는 세포나 단백질의 생성을 감당할 수 없게 된다. 따라서 새로 된 세포와 필요한 만큼의 단백질이 생성되지 않는다.

　또한 핵산의 절대량이 부족하면 새로 만들어 내는 DNA는 불완전하고 잘못되기 쉽다. 그만큼 질이 떨어지는 것이다.

　한 가지 예를 들어 보자.
　자신의 몸을 살펴보라. 적어도 하나 둘 정도의 상처는 있을 것이라고 생각한다. 그 상처를 입었을 때를 기억해 보라. 대부분 20세 이후, 혹은 10대 후반이었을 것이다.

핵산의 저속 노화 혁명

 누구나 어렸을 때 넘어져 무릎이 벗겨지거나 공작용 칼로 손가락을 베인 일이 몇 번은 있었을 것이다. 어른이 된 지금 그 때의 상처가 남아 있는가? 어른이 된 지금 당신의 몸에는 아무런 흔적도 남아 있지 않을 것이다.

 뼈가 부러지거나 금이 갈 경우 '젊은 사람은 회복이 빠르다'고 한다. 이것 역시 같은 이치이다.

 나이를 먹을수록 상처나 골절은 쉽게 치료되지 않으며 상처는 오래 남게 된다. 이는 곧 당신의 몸이 나이와 함께 쇠약해져 핵산의 기능이 저하되었다는 의미이다.

 또, 일단 손상된 세포는 쉽게 재생되지 않는다.

 바꾸어 말하면, 20세 이후 당신의 몸에 생겨난 상처의 대부분은 핵산의 능력이 저하되어 건강한 세포와 단백질을 제대로 만들지 못하는 것이 원인이다.

 물론 노화 현상과 만성병 전부가 핵산의 기능이 저하된 데에 원인이 있다고 단정할 수는 없다. 그러나 핵산의 기능이 저하된 것이 어떤 형태로든 관여하고 있다는 것은 의심할 여지가 없다.

 이제까지는 나이가 들면 늙기 마련이라며 다들 체념해 왔다. 어떤 건강식이나 운동으로도 노화를 막을 수 없다고 생각했다.

 그러나 마침내 노화의 정체가 밝혀졌고, 노화를 막는 방법도 공개되기에 이르렀다.

■ 핵산은 식품에서만 섭취할 수 있다

만약 늙더라도 20세 이전의 핵산을 계속 유지할 수 있다면 우리의 몸은 노화하지 않을 것이다.

도대체 핵은 어디서 어떻게 얻을 수 있을까?

핵산은 어떤 생물의 세포에나 반드시 들어 있다. 따라서 우리는 음식을 통해 먹는 핵산을 얻을 수 있다.

그러나 영양학자들도 핵산을 외부로부터 적극적으로 받아들여야 하는 영양소라고는 결코 생각하지 않았다. 체내에서 충분히 합성된다고 믿었기 때문이다.

오히려 핵산의 성분인 푸린류(아데닌, 구아닌)가 요산치를 높여 통풍이나 신장 결석의 원인이 된다는 이유로 핵산이 많이 든 식품을 배제하기까지 했다.

그러나 핵산이 세포의 작용을 정상적으로 유지하고 활발하게 하여 노화를 막고 젊음을 유지할 수 있게 한다는 사실이 밝혀지게 되었다. 핵산은 섭취할 필요가 없는 영양소가 아니라 적극적으로 받아들여야 하는 영양소였다.

핵산은 모든 생물의 세포에 포함되어 있다. 그렇다면 어떤 식품에 핵산이 많고, 또 어떤 식품에는 적은지 궁금할 것이다.

궁금증을 풀려면 문자 생물학의 영역으로 돌아가야 한다.

우리는 앞에서 리본과 이쑤시개를 사용하여 두 종류의 핵산 중 하나인 DNA의 모형을 만들었다. DNA 분자는 뛰어난 분해 능력을 가진 전자 현미경으로나 볼 수 있는 아주 작은 것이다. 그럼에도 불구하고 사람의 세포 하나에 있는 DNA의 전체 길이는 약 174cm나 된다.

DNA의 길이는 생물의 종류에 따라 모두 다르다. 예를 들면, 닭은 77.5cm, 소는 198cm, 양파는 무려 1,683cm나 된다. 생물의 종류에 따라 세포 속의 핵산 함유량이 미리 정해져 있는 것이다.

여기서 주의해야 할 것이 있다. 대표적인 저핵산 식품으로 달걀과 우유가 있는데, 핵산 함유율은 거의 영(0)에 가깝다. 반면 닭의 핵산 함유율은 결코 적지 않으며 소도 풍부한 편이다.

물론 닭이 알을 낳는다. 그러나 달걀은 거대한 단 하나의 세포에 불과하다. 따라서 핵산의 양도 그 하나의 세포에 포함된 양밖에 없다. 또한 우유는 어디까지나 분비물이지 결코 세포는 아니다. 핵산은 세포에만 들어 있는 것이다.

다량의 핵산을 섭취하려면 핵산이 많은 식품을 먹어야 한다. 즉, 효율적으로 핵산을 섭취하려면 핵산 함유율이 높은 식품을 먹어야만 한다. 저핵산 식품은 아무리 많이 먹어도 칼로리 섭취량만 증가할 뿐이다.

■ 핵산은 DNA의 즉각적인 반응을 유도한다

핵산은 생물체를 구성하는 기본 단위인 세포의 활동을 지배하고 있다. DNA가 그 세포를 안구의 일부로 만든다거나 간의 일부로 만드는 것이다.

그렇다면 왜 돼지고기나 콩 요리를 먹은 사람이 그 음식에 포함된 핵산의 원 소유자, 즉 돼지나 콩이 되지 않았을까? 또, 호랑이고기를 먹은 사람이 호랑이로 변해 사람이나 동물을 습격한다는 이야기는 결코 있을 수 없는 것일까?

의문을 해결하기 위해 핵산의 구조를 살펴보자.

어떤 생물의 핵산이든 몇 개의 단순한 기본 단위로 나눌 수 있다. DNA의 이중 나선 구조의, 꼬임을 펴서 기본 단위를 기호로 나타 단순화해 보았다. 이것은 끊임없이 이어지는 DNA의 극히 일부에 지나지 않으며, 다른 부분도 엇비슷하다.

(그림3) DNA의 구조

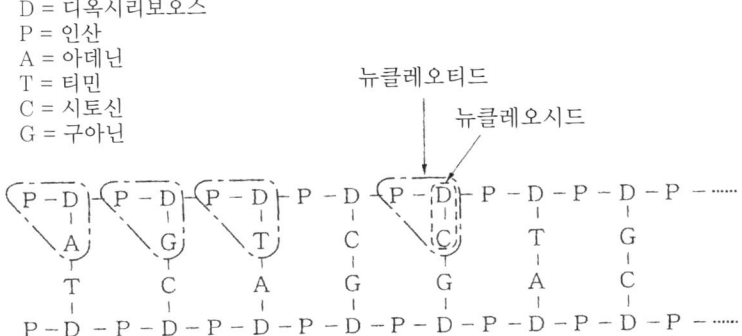

(그림4) RNA의 구조

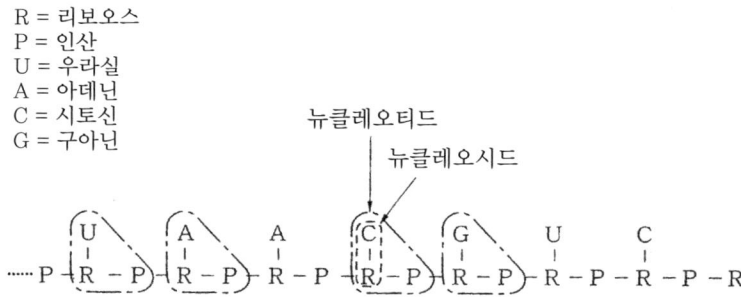

R = 리보오스
P = 인산
U = 우라실
A = 아데닌
C = 시토신
G = 구아닌

지구상의 모든 생물은 DNA 구조의 이쑤시개에 해당하는 부분에 아데닌, 구아닌, 티민, 사이토신 등 4개의 염기가 어떻게 정렬하는가에 따라 인종, 체질, 성격, 피부색, 생김새 등 생물학적 형질이 결정된다.

실제로는 이 구조가 몇 백만 개씩 이어져 길고 긴 DNA를 형성하고 있지만, 기본 패턴은 대장균이나 사람이나 모두 똑같다.

한편 DNA의 한 조각인 RNA를 반으로 자른 것 같은 모양으로, 다옥시리보오스 대신 리보오스가, 티민 대신 우라실이 결합하고 있다.〈그림4〉

살펴본 대로 돼지고기에는 확실히 돼지 고유의 핵산이 포함되어 있다. 그러나 사람이 흡수하게 되면 사람 고유의 핵산으로 분해된다.

DNA는 인산-디옥시리보오스-사이토신(혹은 아데닌, 구아닌, 티민)으로, RNA는 인산-리보오스-사이토신(혹은 아데닌, 우라실-구아닌)의 뉴클레오티드라는 핵산의 기본 단위로 분해된다(뉴클레오티드에서 인산이 떨어진 뉴클레오티드가 되기도 한다. .

분해된 돼지의 핵산은 사람 몸 속의 모든 세포에 전달되어 DNA의 명령에 따라 다시 사람 고유의 핵산으로 조합된다.

이처럼 생물체는 핵산을 분해해 재조합할 수 있기 때문에 사람이 돼지고기나 콩요리를 먹어도 돼지나 콩이 되지 않는다. 즉 사람은 다양한 식품으로부터 핵산을 흡수하지만, 사람 고유의 핵산으로 재조합할 수 있는 능력을 가지고 있다. 그것을 담당하는 것이 DNA다.

■ 핵산이 세포의 활력을 좌우한다

지금까지의 내용으로 미루어보아 고핵산 식이 요법이 신체의 노화를 막고 젊음을 유지할 수 있게 해 주며, 각종 병에 걸리지 않도록 해 준다는 것을 알았을 것이다.

고핵산 식이 요법이 가져다 주는 이점은 여기서 그치지 않는다.

"주의력이 산만해서 일이 잘 진척되지 않는다."

"아침에 일어나도 전날의 피로가 남아 있어 푹 잤다는 느낌이 들지 않는다."

"몸 상태가 안 좋아 병원에 가도 뚜렷한 병명이나 원인을 알 수 없다.

이 같은 구체적이지 않은 노화, 즉 활력 부족에 따른 노화에도 고핵산 식이 요법은 뛰어난 효과가 있는 것이다.

사람이 걷거나 이야기를 하고, 악수를 하거나 전화를 걸기 위해서는 당연히 에너지가 필요하다. 그러나 사람의 몸은 엔진으로 작동하는 자동차가 아니고, 건전지로 움직이는 로봇도 아니므로 필요한 에너지는 스스로 보충해야 한다.

그러면 사람들이 활동하는 데 필요한 에너지는 어떻게 해서 만들어질까?

이른바 '세포 내 발전소"라고 불리우는 미토콘드리아에서 만들어진다. 즉, 섭취한 영양 물질을 산화하는 효소의 도움을 받은 시트르산이 화학 반응을 일으켜 에너지를 만드는 것이다.

이 과정을 크렙스 회로 또는 TCA회로라고 부른다.

크렙스 회로에서 생겨나는 에너지는 그냥 두면 없어지므로 실제 에너지를 필요로 할 때 바닥이 나고 만다. 이를 막기 위해 크렙스 회로에는 에너지를 저장해 두는 전달계가 있다.

전자 전달계의 중심이 되는 것은 핵산 RNA의 기본 단위 중 하나인 ATP(아데노신 3인산)이다. ATP는 RNA의 뉴클레오티드에서 아데노신에 3개의 인산이 붙은 구조인데, 인산이 하나씩 떨어져 나갈 때마다 에너지가 방출된다(ATP-ADP:아데노신 2인산)-AMP(아데노신 1인산). 반대로 밖에서 에너지가 더해지면 AMP-ADP-ATP가 되면서 에너지가 축적된다.

(그림5) 에너지 발생과 저장의 구조

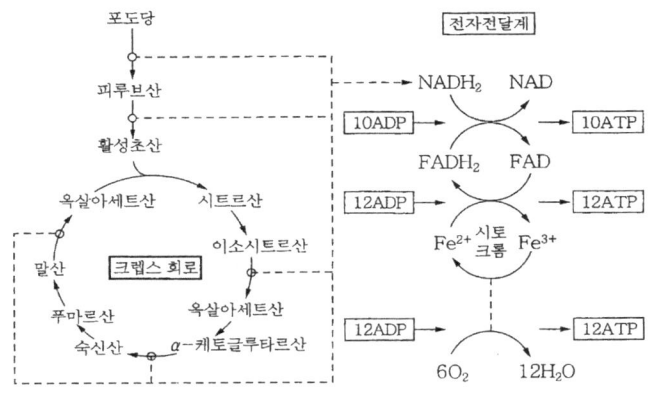

(그림6) ATP의 구조

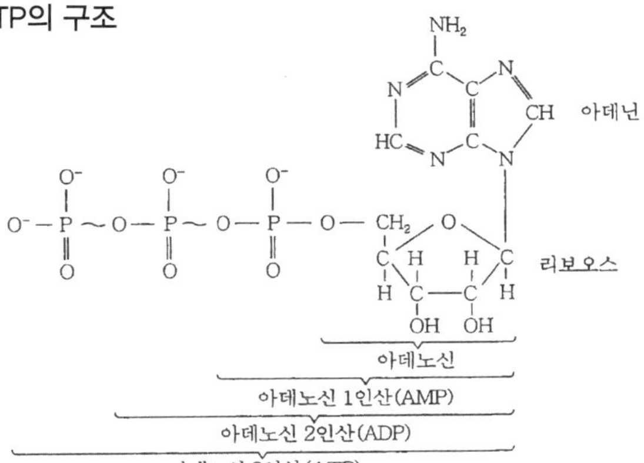

에너지의 축적이 가능하기 때문에 우리는 일상의 동작을 할 뿐만 아니라 수영이나 테니스, 조깅 따위의 비교적 격한 운동도 할 수가 있는 것이다. 또한, 정신적인 의미의 지속성, 안정성 등도 ATP의 축적

이 많을수록 커진다.
위의 과정으로 미루어 다음과 같은 결론을 얻을 수 있다.

ATP를 만들어 내기 위한 재료와 에너지를 충분히 공급할수록 에너지의 축적은 더욱 많아지며, 이러한 에너지의 축적이 많을수록 심장이나 근육의 움직임이 강해져 온몸에 활력이 넘칠 것이다. 또한 전 정신적으로도 안정되어 더 많은 의욕이 생기고 집중력도 높아지게 된다, 물론 ATP를 만들어 내는 재료는 다름 아닌 '고핵산 식품'이다.

이와는 반대로 ATP가 불필요하게 소모되고 있다면 어떻게 될까? 핵산 몸에는 아무런 이상이 없는데도 왠지 모르게 무기력하고 몸의 상태가 좋지 않게 된다.

그렇다면 에너지를 소모시키는 물질은 무엇인가?

핵산에 관한 나의 연구와 미국에서의 저트립토판 식에 관한 연구에 의하면 두 가지 방법으로 에너지 연쇄가 손상된다는 것이 확인되었다.

하나는 크렙스 회로에 이어진 전자 전달계의 ATP에 에너지가 옮겨 갈 때 아미노산의 일종인 트립토판의 방해로 에너지가 전달되지 않는 것이다.

이렇게 되면 세포에서 만들어진 에너지는 전자 전달계에 축적되지 않고 불필요하게 소비되어 세포는 정상적인 기능을 할 수 없게 된다. 그리하여 세포의 기능이 저하되고 체력이 약해지며, 내장의 부조화 현상이 나타나게 된다. 이것은 고령자에게서 종종 나타나는 현상으로 병의 원인이 된다.

이를 예방하기 위해서는 어떻게 해야 할까?

먼저 트립토판이 유해 물질을 만들지 못하도록 하는 방법을 찾아내는 것이다. 유감스럽게도 이 방법은 아직까지 밝혀지지 않았다.

하지만 불가능한 일도 아니다. ATP를 만드는 데 더 필요한 많은 재료를 제공함으로써 전자 전달계를 활기차게 만드는 것이다. 즉 고핵산 식품을 충분히 먹으면 된다.

에너지 연쇄가 손상되는 두 번째 이유는 효소에 이상이 생겨 크렙스 회로에 원료가 보내지지 않아 에너지 생산이 정지되어 버리는 경우이다. 그렇게 되면 세포의 힘은 당연히 영(0)이 된다. 에너지는 산소를 사용할 수 없는 단계에 머물러 있으므로 암이 생기는 원인이 되기도 한다.

그러나 이것도 고핵산 식이 요법으로 치료할 수 있다.

이상과 같이 풍부한 핵산을 음식물에서 얻는다면 세포에 축적되는 ATP의 양이 늘어나 에너지 연쇄는 활발해진다. 그리하여 늙고 잘 움직이지 않는 세포에 활력을 불어 넣고 손상된 세포를 회복시켜 이제 막 생겨난 젊은 세포와 같은 기능을 되찾게 한다.

핵산이 세포에 에너지를 불어 넣어 몸 전체를 젊게 한다는 것은 환자들을 통해 거듭 확인되었다.

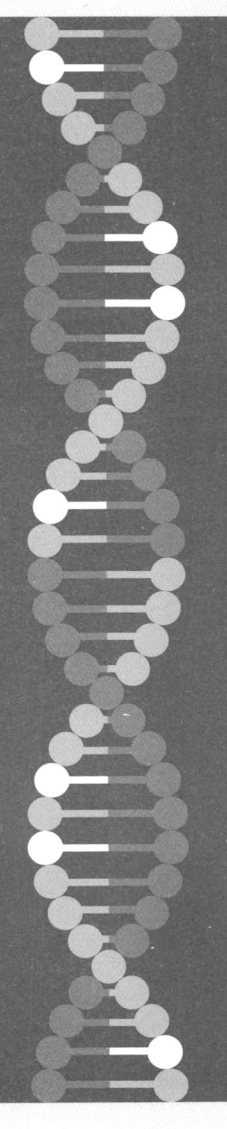
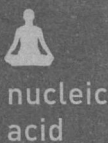

nucleic acid

3부
……………………………

고핵산 식이요법

1. 식이 요법의 종류

　핵산이 가지고 있는 놀라운 효과는 20년에 걸친 연구 분석과 수천 명 이상의 실례를 통해 증명되었다.
　핵산이야말로 노화를 막는 비밀의 물질이었으며, 고핵산 식이 요법의 발견은 바로 젊음으로 갈 수 있는 비밀스러운 발견이었다고 말할 수 있다.
　핵산을 가장 효과 있게, 또 가장 간단하게 몸 속에 받아들이는 고핵산 식이 요법은 일정한 규칙에 기초해 행하는 식이 요법이다.
　'규칙'이라고는 하지만 특별히 지키기 힘든 항목은 없다. 따라서 핵산이 가지고 있는 효과를 충분히 끌어내기 위한 작은 연구라고 하는 편이 더 적합할 것이다.

　고핵산 식이 요법에는 다른 식이 요법에서처럼 '이것은 먹지 말라. 저것도 먹으면 안 된다'는 등의 금기 항목이 전혀 없다. 다만 먹어야 할 음식을 지적할 뿐이다.

우리는 보통 주 21회 내외의 식사를 한다. 이 중에서 고핵산 식이 요법을 적용해야 하는 식사 횟수는 8~10회밖에 안 된다. 나머지는 평소처럼 식사를 하면 된다.

'고핵산 식품이란 도대체 어떤 것일까?'

여기까지 처음 읽은 독자들에게 '핵산'이라는 단어는 매우 친숙해졌을 것이다, 하지만 핵산이 어떤 음식에 포함되어 있는지 바로 대답할 수 있는 사람은 많지 않을 것이다.

당연한 일이다. 지금까지 핵산과 식이 요법을 관련지은 연구는 거의 없었기 때문이다. 그 동안 아무도 연구를 하지 않았고, 음식물에 포함된 핵산에 대한 정보는 보통 사람은 물론이고 의사나 영양 학자도 잘 모르고 있었다.

사실 생물 수업이나 신문, 방송 같은데서 접하는 '핵산'과 음식에 관련된 연구가 전부였다고 해도 지나친 말이 아니다. 어떤 사람은 고핵산 식이 요법의 기초가 되는 이론이 복잡해서 의문을 갖기도 할 것이다.

"고핵산 식품이란 매우 특수한 것이 아닐까?"

"값이 비싸겠지?"

"일종의 약품이나 약초 같은 것으로 이상한 맛이 나지 않을까?"

"구하기 어렵고 노력과 시간을 들여야 먹을 수 있는 것이 아닐까?"

나는 이 같은 모든 의문에 대해 분명히 "아니다!"라고 말할 수 있다. 의문을 가질 필요는 전혀 없다.

핵산은 모든 생물의 세포에 포함되어 있다. 어떤 것을 먹든 그것이 생물의 세포라면 핵산을 취하게 된다.

중요한 것은 핵산이 풍부하게 포함되어 있는 식품을 선택하는 것이다. 그것은 결코 특수하지도 값이 비싸지도 않다. 하물며 이상한 맛이 난다거나 구하기 어려운 것도 아니다.

고핵산 식품은 흔히 접할 수 있는 물건이다.

대표적인 고핵산 식품군은 어패류이다. 특히 정어리, 연어, 새우, 게, 대합 등에 많이 들어 있다. 물론 이 외의 어패류도 대개 고핵산 식품이라고 할 수 있다.

그리고 콩류, 간류가 고핵산 식품이며, 야채 중에는 순무, 양송이, 시금치 등이 고핵산 식품이다.

모두 주변에 흔한 친숙한 식품들이다. 이 식품들이 고핵산 식이 요법의 가장 중요한 요소로서 놀라운 효과를 발휘하는 것이다.

고핵산 식품에서 요구하는 식품은 전혀 특별하지 않다. 오히려 평범한 식품을 섭취하면서 최대의 효과를 거두는 식이 요법이다.

'고핵산 식이 요법'은 기본적으로 하루에 1~1.5g의 핵산을 섭취해야 한다. 그러나 우리가 평상시의 식사에서 이 정도의 핵산을 섭취하고자 한다면 3~4인 분의 식사를 해야 한다.

이것은 누가 보더라도 무리한 주문으로 위장 장애를 일으킬 뿐이다. 또 3~4인분의 식사를 먹었다 해도 핵산의 효과를 보기는커녕 뚱뚱하게 살만 쪄 버릴 것이다.

고핵산 식이 요법의 핵심은 사람에게 꼭 필요한 영양소와 핵산의 작용을 더 활발하게 하는 영양소를 충분히, 그리고 균형 있게 섭취하는데 있다.

■ 고핵산 식이 요법1: 정어리 요리

'고핵산 식이 요법'에서는 핵산이 많이 포함된 식품을 중심으로 식단을 작성해야 한다.

정어리가 가장 많은 양의 핵산을 함유하고 있다. 통조림으로 만든 정어리가 생 정어리보다 핵산 함유량이 많은 것으로 알려져 있는데 120g짜리 캔 한 개에 양 0.6g(600mg) 이상의 핵산이 포함되어 있다.

더욱이 정어리는 핵산의 작용을 돕는 각종 비타민류가 풍부하다. 또 콜레스테롤을 낮추는 바나듐(vanadium)이라는 미네랄을 포함하고 있다. 이런 미네랄은 육상의 동물성 식품에서는 결코 얻을 수 없는 것이다.

정어리는 먹이사슬(작은 생물은 큰 생물에게 먹히고, 큰 생물은 그보다 더 큰 생물에게 먹히는 관계)의 하위에 속한다. 그런 의미에서 생선은 작을수록 좋다. 왜냐 하면 바다 오염으로 먹이사슬의 상위

핵산의 저속 노화 혁명

에 속하는 큰 생선(방어나 참다랑어)이나 고래는 유해한 오염 물질이 쌓여 있을 가능성이 있지만, 정어리 같은 작은 생선이라면 그럴 염려가 없기 때문이다.

고핵산 식이 요법의 첫 번째 실천은 주 4회 정어리를 먹는 것이다. 정어리는 작을수록 좋다. 큰 것에 비해 비타민, 핵산, 비타민, 미네랄 등이 많이 포함되어 있기 때문이다. 물론 정어리 통조림에는 핵산이 많지만 제철에는 신선하고 값싼 생 정어리를 먹는 것이 좋다.

정어리 통조림으로 요리를 할 때는 우선 통조림 안의 기름을 완전히 빼야 한다. 특히 감량 중인 사람에게는 필수적인 사항이다. 기름에는 많은 칼로리가 있기 때문이다.

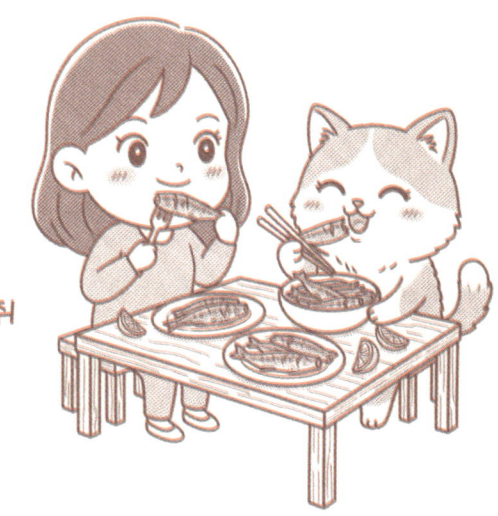

주 4회 정어리 섭취

통조림의 기름을 빼기 위해서는 통조림 뚜껑의 4분의 1 정도를 개봉한 뒤 받침 접시를 놓고 3~4분간 거꾸로 세워 놓는다. 기름이 완전히 빠지기를 기다리는 동안 야채를 썰거나 수프를 만든다.

더 확실하게 통조림의 기름을 빼고 싶다면 정어리를 떠내 채에 밭쳐놓는다.

정어리 고추장찌개

- **재료**

정어리 통조림 200g, 호박 반 개, 두부 반 모, 양파 반 개, 마늘 조금씩, 고추장 1큰 술, 조미료

- **만들기**

1. 정어리는 통조림에서 꺼내 김이 빠지도록 채에 밭쳐 놓는다. 마늘은 곱게 다져 놓고 양파는 반달썰기를 해 준다.
2. 냄비에 물을 붓고 다진 마늘과 양파를 넣은 후 고추장을 풀어 끓인다.
3. 국물이 끓으면 정어리와 호박을 넣는다. 다시 끓으면 두부와 파를 넣고 조미료로 맛을 낸다.

정어리 샐러드

- **재료**

정어리 통조림 150g, 양파 작은 것 한개, 토마토 한개, 양상추 두 장, 파슬리 조금, 마늘 겨자소스(겨자가루 한 큰 술, 육수 5큰 술, 식초 한 큰 술, 레

몬즙 두 큰 술, 잔간장 한 큰 술, 다진 마늘 한 큰 술.

■ **만들기**

1. 정어리는 채에 받쳐 기름을 빼고 양파는 잘게 썬다. 퍼슬리는 곱게 다져 놓는다.
2. 마늘겨자 소스 만들기: 더운 물에 되게 갠 겨자를 공기에 담아 뜨거운 냄비뚜껑에 엎은 후 약 10~15분간 익힌다. 같은 분량의 육수, 식초, 레몬즙, 설탕, 다진 마늘, 소금, 진간장을 넣고 덩어리가 생기지 않게 고루 섞는다.
3. 기름을 뺀 정어리를 으깨어 잘게 썬 양파와 섞는다.
4. 야채를 먹기 좋게 접시에 올려 놓고 그 위에 3을 올려 마늘 겨자 소스를 뿌리고 파슬리를 얹는다.

정어리 마리네

■ **재료**

정어리 8마리, 밀가루 반 컵, 소금, 후춧가루, 식물성 기름 3큰 술, 식초 1큰 술, 레몬즙 한큰 술, 피망 한개, 샐러리 한대, 인삼 3분의 1개, 양파 반 개, 파슬리 조금, 오이 반 개

■ **만들기**

1. 정어라는 머리와 내장을 떼고, 소금 후추를 뿌려 밀가루를 입힌 다음, 기름에 튀겨 낸다.
2. 꼭지를 뗀 피망은 반을 갈라 속을 털어 내고 가늘게 썬다.

3. 샐러리, 인삼, 오이, 양파는 3cm 정도로 채를 썰고, 파슬리는 가늘게 찢는다.
4. 기름, 식초, 레몬, 소금, 후추를 섞어 야채와 함께 위에 얹어 한시간 이상 둔다.

정어리 무 조림

■ **재료**

정어리 통조림 한통, 무 3cm 길이, 양념장(진간장 1과 2분의 1큰 술, 생강즙 한큰 술, 다진 파 한 큰 술, 다진 마늘 두 큰 술, 후춧가루 조금, 식용유 한큰 술, 물 반 컵, 고춧가루 반 큰 술. 설탕 한 작은 술.

■ **만들기**

1. 정어리는 채에 쏟아 국물은 따로 받아 둔다.
2. 무는 3cm 길이로 토막내 껍질을 벗기고 도톰하게 썬다.
3. 정어리 국물에 양념장을 분량 대로 섞어 만든다.
4. 냄비에 도톰하게 썬 무를 깔고 양념장을 한 켜 끼얹는다. 그 위에 채에 받친 정어리를 가지런히 늘어놓는다.
5. 정어리와 무가 안쳐진 냄비에 만들어진 양념을 고루 끼얹고 물을 자작하게 붓는다. 뚜껑을 연 채로 숟가락으로 국물을 끼얹으면서 조린다.

정어리 피망 찜

■ **재료**

정어리 통조림 반 통, 양파 반 개, 빵가루 반 컵, 달걀 한개, 마늘 한 쪽, 후춧가루 약간, 콩기름 , 피망 다섯개, 밀가루 한 큰 술, 파슬리.

■ **만들기**

1. 정어리는 통조림에서 꺼내 채나 조리에 받쳐 물기를 빼고, 양파는 곱게 다져서 기름을 두른 팬에 노르스름하게 볶는다.
2. 피망은 갈게 반으로 잘라 씨를 빼내고, 마늘은 다진다.
3. 오목한 그릇에 기름을 뺀 정어리와 볶은 양파, 빵가루, 달걀 푼 것, 다진 마늘을 합하여 골고루 반죽하고 후춧가루를 뿌린다.
4. 2등분한 피망의 안쪽 면에 밀가루를 살짝 펴서 바르고 3의 정어리 반죽을 꼭꼭 눌러 가며 채운다.
5. 남은 달걀 한개는 지단을 부쳐 채를 썬다.
6. 김이 오르는 찜통에 소(속)를 넣은 피망을 넣어 10~15분 정도 쪄낸 후 달걀 지단을 얹은 후 파슬리로 장식하여 낸다.

정어리 김치찌개

■ **재료**

정어리 통조림 200g, 김장 김치 200g, 마늘, 파, 설탕, 식물성 기름, 화학 조미료 약간

■ **만들기**

1. 정어리는 통조림 뚜껑을 3분의 1 정도 개봉하여 기름을 따라 낸다. 김치는 숭숭 썰어 놓고 마늘은 곱게 다져 놓는다. 파는 크게 썰어 놓는다.
2. 냄비에 기름을 두르고 김치를 볶다가 정어리를 넣어 같이 볶는다. 김치가 조금 익으면 김칫국을 약간 붓고 다진 마늘과 파, 설탕, 화학 조미료를 넣어 조린다(김장 김치는 갖은양념이 되어 있으므로 파와 마늘은 넣지 않아도 된다)

■ 고핵산 식이 요법 2: 연어 요리

정어리는 분명히 뛰어난 고핵산 식품이기는 하지만 많이 섭취할 필요는 없다. 하루에 세 끼씩, 주 21회 식사를 기준으로 할 때 4회 정도 섭취하면 충분하다.

왜냐 하면 식습관은 균형을 이루는 것이 중요하고, 또 다양하지 못하다면 먹는 즐거움이 없어져 버리기 때문이다.

먹고 싶은 것을 먹지 못한다면 그 이상의 고통이 없을 것이다. 고핵산 식이 요법은 병원에서 입원 환자가 어쩔 수 없이 먹는 규정된 식단이 결코 아니다.

고핵산 식이 요법의 두 번째 실천은 주 1회 연어를 먹는 것이다. 정어리와 마찬가지로 연어 또한 고단백 식품이면서 구하기 쉬운 생선이다. 그리고 연어는 비교적 조리하기 쉬운 생선이기도 하다. 조리할 때 통조림이든 생 연어든 상관 없다.

핵산의 저속 노화 혁명

연어 스테이크

■ **재료**

연어 159g, 감자(작은 것)1개, 완두콩 50g, 레몬반개, 레몬 소스(버터, 화이트 와인, 레몬 주스, 파슬리 가루, 소금, 후추)

■ **만들기**

1. 연어는 1.5cm 넓이로 도톰하고 어슷하게 썰어 소금, 후춧가루를 뿌려 둔다.
2. 감자는 모양 있게 깎아 버터와 소금을 넣어 삶고, 완두콩은 살짝 삶아 낸다. 레몬은 얇게 저며서 썬다.
3. 손질한 연어에 앞뒤로 버터를 고루 바르고 철판에 굽는다.
4. 팬에 버터를 두르고 레몬 주스를 뿌린다. 소금, 화이트와인을 넣고 조금씩 끓으면 파슬리 가루를 넣어 저어 주다가 불을 끈다.
5. 접시에 연어를 담고 감자, 완두콩, 레몬을 곁들인다. 연어 위에 소스를 끼얹는다.

연어 구이

■ **재료**

연어 두토막, 소금 두 작은 술, 후춧가루 4분의 1 작은 술, 달걀노른자 두 개, 파슬리 잎 10g, 치즈 20g, 콩기름, 꼬치, 풋고추 1개, 오이 2분의1개, 래디시, 설탕 두 작은 술, 식초 두 큰 술, 소금 한 큰 술.

■ **만들기**

1. 토막 낸 연어는 뼈와 내장을 발라 내고 깨끗이 손질해 물기를 없애고, 소금과 후춧가루를 뿌려 20분 정도 재운다.
2. 파슬리는 다져서 한 큰 술 정도의 가루를 내고 치즈도 가루를 만들어 달걀 노른자에 약간 섞는다.
3. 연어를 2에 적셔 고치에 꿴 후 계속 노른자에 적셔 가면서 굽는다.
4. 풋고추는 소금을 뿌려 굽고, 오이는 한쪽 끝이 떨어지지 않도록 칼집을 낸 후 같은 분량의 설탕, 식초, 소금에 절였다가 물기를 뺀다.
5. 접시에 연어를 담고 오이와 풋고추를 곁들여 래디시로 장식한다.

■ 고핵산 식이 요법3: 해물 요리

정어리나 연어 요리와 달리 각종 해산물을 주제로 하는 해물 요리는 종류가 다양하여 식단의 단조로움을 피할 수 있고, 또 식탁을 풍성하게 만들어 준다.

고핵산 식이 요법의 세 번째 실천은 주 1회 새우, 게, 대합, 굴, 오징어 등의 해산물을 먹는 것이다.

단 이 식품들은 비교적 콜레스테롤을 많이 포함하고 있으므로 혈압이 높거나 심장의 상태가 별로 좋지 않은 사람은 삼가야 한다.

그러나 건강한 사람이라면 아무런 문제가 되지 않는다. 충분히 대사할 능력이 있기 때문이다.

현대인은 그 동안의 잘못된 식생활 때문에 콜레스테롤이 조금만 늘어도 몸에 이상 증세가 나타난다. 이 점에 주의하면서 고핵산 식이 요법을 계속한다면 잘못된 식습관으로 인해 잃었던 신진대사 기능을 회복할 수 있을 것이다. 신진대사 기능이 회복되면 식품의 콜레스테롤 함유량은 신경 쓰지 않아도 된다.

이 밖에 모시조개나 낙지, 문어 등도 핵산을 많이 함유하고 있다.

해물 냉채

■ **재료**

새우(중하) 5마리, 소라 세 개, 갑오징어 한 마리, 오이 반 개, 당근 반 개, 배 반 개, 잣, 소금 조금, 마늘 소스(다진 마늘 한 큰 술, 식초 한 큰 술, 물 한 큰 술, 설탕 한 작은 술, 진간장 2분의 1 작은 술, 소금 4분의 1 작은 술, 참기름 조금)

■ **만들기**

1. 새우는 등쪽의 내장을 빼내고 소금물에 흔들어 씻는다. 소라도 싱싱한 것으로 골라 씻어 둔다. 갑오징어는 머리, 꼬리를 떼어 내고 내장을 뺀 다음 몸통의 껍질을 벗겨 둔다.

2. 오이, 당근은 깨끗이 씻어 폭 1cm, 길이 5cm로 도톰하게 썬다. 배는 껍질을 벗기고 오이와 같은 크기로 썰어 소금물에 담갔다가 건져 낸다. 잣은 곱게 다져서 가루로 만든다.

3. 끓는 물에 소금을 조금 넣고 준비한 새우를 넣어 데쳐 낸 다음, 식으면 껍질을 벗기고 큰 것은 반으로 포를 뜬다. 소라는 삶아서 살을 빼내어

내장을 떼고 큰 것은 두세 등분한다. 준비한 갑오징어의 몸통 안쪽에 가로 세로로 칼집을 넣어 폭 1cm, 길이 5cm로 썰어 끓는 소금물에 넣어 살짝 데친다.
4. 다진 마늘에 식초, 물, 설탕, 간장, 소금, 참기름을 분량 대로 넣고 섞어서 마늘 소스를 만들어 차게 해 둔다.
5. 손질한 새우, 소라, 갑오징어, 오이, 당근, 배를 우묵한 그릇에 담아 마늘 양념에 버무려 접시에 담고 잣가루를 솔솔 뿌린다.

새우 완두 샐러드

■ **재료**

잔새우 100g, 푸른 콩 200g, 양상추 50g, 오이 한 개, 소스(콩기름 3큰 술), 레몬 즙 두 큰 술, 소금, 후춧가루 약간) 밀가루 3분의 1 물

■ **만들기**

1. 새우는 대꼬치로 등 쪽의 내장을 빼내어 소금물에 3분 정도 데쳐 내고 푸른 콩은 5분 정도 데쳐 낸다.
2. 오이는 두 개 3cm로 토막내어 나무젓가락으로 속을 파 낸 후 두께 0.5cm로 자른다.
3. 밀가루는 반죽하여 리본 모양으로 빚은 후 삶아 찬물에 넣은 뒤에 건진다.
4. 양상추는 깨끗이 씻어 한 입 크기로 찢어 놓는다.
5. 접시에 양상추와 준비한 재료를 모두 담는다.

6. 콩기름, 레몬 즙, 소금, 후춧가루를 잘 섞어 양념을 만들어 5에 붓고 버무린다.

게살볶음

■ **재료**

게 세 마리, 술 한 작은 술, 달걀 한 개, 콩가름, 양념(껍질콩, 50g, 술 한큰 술, 진간장 한 큰 술, 육수 2분의 1컵, 소금, 설탕, 후춧가루 약간, 녹말 가루 한 큰 술)

■ **만들기**

1. 게는 솔로 씻어 간간한 소금물에 넣고 삼아 살을 발라 술을 뿌린다. 껍질콩은 소금물에 데쳐 갈고 어슷하게 썬다.
2. 달걀은 풀어 소금을 조금 넣고 게살과 섞는다.
3. 프라이팬을 달구어 달걀에 섞은 게살을 넣고 서서히 볶는다.
4. 프라이팬에 기름, 술, 진간장을 넣고 껍질 콩을 볶다가 육수를 부어 소금, 설탕, 후춧가루로 간을 하고, 물 두 큰 술에 푼 녹말을 넣어 걸쭉하게 만든다.
5. 접시에 볶은 게살을 담고 4의 양념을 끼얹는다.

대합찜

■ **재료**

대합 여덟 개, 조갯살 한 컵, 우둔살 100g, 달걀노른자 한 개, 다진 파 두 작

은 술, 다진 마늘 한 작은 술, 소금, 참기름 두 작은 술, 후춧가루 약간, 실고추 약간

- **만들기**
1. 대합은 소금물에 담가 모래를 뺀 후 끓는 물에 넣어 입이 벌어지면 꺼내고, 껍질의 물기를 닦는다.
2. 조갯살은 냄비에 넣고 볶아 수분이 빠지면 꺼내어 대합살과 함께 다진다.
3. 소고기를 곱게 다져 2와 함께 달걀노른자 한개를 넣고 갖은 양념을 하여 고루 버무린다.
4. 깨끗하게 닦아 놓은 대합 껍질에 3을 가득 담고 위를 반듯하게 다듬어 김이 오르는 찜통에서 15분 정도 찐다.
5. 달걀은 흰자와 노른자로 나누어 황백 지단을 부쳐서 채를 썰어, 실고추와 함께 고명으로 얹는다.

오징어 순대

- **재료**

물오징어 두 마리, 두부 세 모, 양파 반 개, 풋고추 다섯 개, 붉은 고추 세 개, 숙주 300g, 소고기 100g, 달걀 한 개, 다진 파 한 큰 술, 다진 마늘 2분의 1큰 술, 후춧가루 약간.

- **만들기**
1. 오징어는 몸통을 가르지 않은 채 다리를 떼고 내장을 빼내고 껍질을

벗긴다. 다리는 껍질을 벗겨 끓는 물에 데친다.
2. 두부는 거즈에 싸서 물기를 짠 후 곱게 으깨고 양파, 풋고추, 붉은 고추는 씨를 빼고 곱게 다진다.
3. 숙주는 끓는 물에 데쳐 물기를 짜서 대강 썰고 데친 오징어 다리도 잘게 썬다. 소고기는 곱게 다진다.
4. 2와 3의 재료를 그릇에 한데 담아 달걀을 넣고 다진 파, 다진 나물, 후춧가루, 소금으로 간을 맞추어 고루 버무린다.
5. 오징어의 몸통에 4의 소(속)를 넣어 채운다. 약간 여유 있게 넣어야 찔 때 터져 나오지 않는다. 오징어의 몸통 끝까지 채워 넣은 후 실로 꿰매어 마무리한다.
6. 김이 오른 찜통에 소를 넣고 15~20분간 쪄내어 식힌 다음, 1cm 정도의 두께로 썰어 진간장이나 초고추장을 곁들여 낸다

굴 두부볶음

■ **재료**

굴 70g, 당근, 파 20g, 두부 한 모, 소금 한 작은 술, 후춧가루 약간, 녹말가루 1과 2분의 1큰 술, 튀김 가루, 소금 2분의 1 작은 술, 참기름 약간.

■ **만들기**

1. 굴은 껍질을 골라 내고 소쿠리에 담은 채 소금물에 흔들어서 씻어 물기를 뺀 후 끓는 물에 살짝 데친다.
2. 당근을 반으로 갈라 길이 3cm로 납작하게 썰고, 파도 썰어 둔다.

3. 두부는 5cm 정도로 납작하게 썰어 소금, 후춧가루를 뿌리고 녹말가루에 묻혀 180도 C에서 기름에 튀겨 낸다.
4. 프라이팬에 기름을 두르고 파를 먼저 볶다가 당근, 튀긴 두부, 굴을 넣고 살짝 볶는다. 볶을 때 물을 조금 넣고 후춧가루로 간을 한다.
5. 녹말가루를 물 두큰 술에 풀어 4에 섞으면 윤기가 나고 걸쭉하게 되는데 이 때 참기름을 조금 친다.

조개탕

■ **재료**

소합, 백합, 모시조개 600g, 물 다섯 컵, 붉은 고추 다섯 개, 마늘 두 쪽, 파 한 대, 소금, 술 약간.

■ **만들기**

1. 조개는 신선한 것으로 끓여야 국물에 냄새가 없고 맛도 담백하므로 살아 있는 것으로 준비한다. 맹물로 씻으면 조개의 맛이 물에 녹게 되므로, 꼭 연한 소금물로 깨끗이 문질러서 씻은 다음, 소금물에 한나절 동안 담가 해감을 토하게 한다.
2. 붉은 고추는 반을 갈라 씨를 털어 굵게 썰고, 파는 반을 갈라 짧게 썬다. 마늘은 얇게 저며서 썬다.
3. 해감시킨 조개를 깨끗이 씻어 냄비에 넣은 뒤 물을 넣고 끓이다가 입이 벌어지기 시작하면 즉시 불을 끈다.
4. 국물에 모래가 있으면 조개를 건지고 거즈에 받쳐 낸 후 다시 조개,

파, 마늘, 고추를 넣고 소금 간을 한다. 술을 조금 넣으면 비린내가 없어진다.

■ 고핵산 식이 요법4: 생선 요리

고등어, 대구, 꽁치, 가자미, 넙치, 삼치, 다랑어, 방어 등의 생선도 다량의 핵산을 함유하고 있다. 정어리에 비해서는 함유량이 적지만 육류나 달걀보다는 훨씬 풍부하다. 게다가 정어리에는 많지 않은 비타민과 미네랄도 다량 함유하고 있다.

같은 생선류이면서 정어리는 왜 연어보다 핵산이 많을까?

기회가 있을 때마다 이 문제에 대해 생각해 보았지만 분명한 이유는 아직까지 밝혀 내지 못했다.

고핵산 식이 요법의 네 번째 실천은 주 1회, 어떤 종류이든 생선을 먹는 것이다. 이와 같이 정어리(1주일에 4회), 연어(1주일에 1회), 새우, 게, 조개류 (1주일에 1회), 그리고 생선류(1주일에 1회)로 고핵산 식이 요법을 실천한다면 날마다 어패류를 먹는 셈이다. 우리가 먹는 고핵산 식품은 대부분 바다로부터 얻는 것이다.

가자미 찜

■ 재료

가자미 한 마리, 소금 2분의 한 작은 술, 후춧가루 약간, 밀가루 약간, 콩기름, 풋고추 두 개, 붉은 고추 두 개, 달걀 두 개, 석이버섯 석 장, 참기름 한 작은 술.

■ 만들기

1. 가자미는 아가미에서 내장을 꺼내고 비늘을 긁어 깨끗이 씻는다.
2. 머리로부터 칼집을 어슷하게 넣어 소금, 후춧가루로 간을 하고 밀가루를 약간 뿌려 30분 동안 재운다.
3. 배추 잎을 깔고 가자미의 칼집 사이에 야채 토막을 끼워 칼집이 벌어지게 한 후 가자미를 찐다.
4. 풋고추, 붉은 고추, 석이버섯은 곱게 채를 쳐서 기름에 볶는다.
5. 달걀은 지단을 부쳐서 곱게 채를 썬다.
6. 채를 썬 재료에 참기름을 넣어 골고루 버무린다.
7. 가자미의 칼집 사이에 끼운 야채 토막을 빼고, 그 자리에 6을 넣어 다시 기름에 지져 낸다.

생선 슈트

■ 재료

대구 한마리, 레몬 반 개, 버터 2분의 한 큰 술, 감자 한 개, 토마토 한 개, 호박 반 개, 옥수수 반 개, 피망 세 개, 붉은 피망 두 개, 양파 반 개, 다진 마늘 한 작은 술, 파슬리가루 한작은 술, 버터 한큰 술, 백포도주 두 큰 술, 소금 한작은 술, 후춧가루 약간.

■ 만들기

1. 대구는 깨끗이 손질하여 큼직하게 포를 떠서 5cm 크기로 썬 뒤에 레몬 즙을 뿌려 10~15분간 재워 둔다.
2. 감자는 껍질을 벗기고 토마토, 호박, 옥수수 는 깨끗이 손질하여 큼직하게 썬다.
3. 피망은 씨를 털어 낸 후 채를 썰고, 양파는 두께 0.7cm로 둥글게 썬다.
4. 냄비에 버터 한 큰 술을 두르고 준비한 피망, 양파, 다진 마늘, 파슬리 가루를 볶아 낸다.
5. 대구 살은 물기를 완전히 닦아 낸 후, 약한 불에서 투명함이 없어질 때까지 5분 정도 볶는다.
6. 4에 준비한 옥수수, 토마토, 감자, 호박, 백포도주를 섞고 야채가 잠길 정도로 물을 부어 부드러워질 때까지 약 15분 정도 끓인다.
7. 6에 볶은 생선을 넣고 소금, 후춧가루로 간을 하면서 생선이 푹 물러질 때까지 끓여 낸다.

꽁치 피망찜

■ 재료

꽁치 통조림 반 통, 양파 반 개, 빵가루 반 컵, 달걀 두 개, 마늘 한 쪽, 후춧가루 약간, 피망 다섯 개, 밀가루 한 큰 술, 콩기름 약간, 파슬리 약간.

- **만들기**

1. 꽁치를 통조림통에서 꺼내 채나 조리에 받쳐서 기름기를 빼고, 양파는 곱게 다져서 기름을 두른 팬에 노릇해지게 볶는다.
2. 피망은 길게 반으로 잘라 씨를 빼내고 마늘은 다진다.
3. 오목한 그릇에 꽁치와 붉은 양파, 빵가루, 푼 달걀, 다진 마늘을 합하여 골고루 반죽하고 후춧가루를 뿌린다.
4. 2등분한 피망의 안쪽 면에 밀가루를 살짝 펴서 바르고, 3의 꽁치 반죽을 꼭꼭 눌러 가며 채운다.
5. 남은 달걀 한개는 지단을 부쳐 채를 썬다.
6. 김이 오르는 찜통에 소(속)를 넣은 피망을 담아 10~15분 정도 쪄낸 후 달걀지단채를 얹고 파슬리로 장식하여 낸다.

■ **고핵산 식이 요법5: 간 요리**

　소나 돼지 닭 등은 그 자체만으로도 영양가가 뛰어나지만, 이들의 간에는 각종 영양분이 함유되어 있어 우수한 식품으로 각광받는다.

　특히 20여 종의 비타민 성분을 두루 갖추고 있어 '종합 비타민제'라고 말할 수 있다. 또한 간에는 철, 동과 같은 미네랄도 풍부하다.

　이처럼 간은 단백질 식품이면서도 콜레스테롤 수치가 낮아 고핵산 식이 요법에 유용한 식품 중 하나이다.

핵산의 저속 노화 혁명

예를 들어 소의 간은 소의 근육, 즉 스테이크에비 비해 함유율이 10배나 되어 거의 정어리와 맞먹는다. 같은 소의 일부분이면서 간과 고가의 핵산치가 다른 이유는 무엇일까?

그것은 간이 매우 활발하게 움직이는 살아 있는 장기이기 때문이다. 이는 쥐를 이용한 실험 결과로 입증되었다. 즉, 쥐의 간장을 10분의 1만 남기고 잘라 내어도 간장의 기능에 장애가 일어나지 않았고, 몇 개월 뒤 간장은 재생되어 원래의 크기로 되었다.

고핵산 식이 요법의 다섯 번째 실천은 주 1회 간(요리)을 섭취하는 것이다. 간을 요리하는 데 있어서의 핵심은 비릿한 냄새를 없애기 위해 피를 완전히 빼는 일이다. 냄새를 제거하는 방법은 간을 우유에 10분 정도 담가 두는 것이다.

간 샐러드

■ **재료**

쇠간 200g, 굵은 파, 마늘, 생, 양파, 청주 약간, 치커리, 래디시 약간, 프랜치드레싱(식물성 기름 세 큰 술, 식초 두 큰 술, 포도주 두 큰 술, 양파즙 두 큰 술, 다진 파슬리 두 큰 술, 소금, 후춧가루 약간)

■ **만들기**

1. 쇠간은 신선한 것으로 준비해 찬물에 담가 핏물을 뺀 후 사방 2cm 크기로 납작하게 썬 다음, 물에 통파, 통마늘, 다진 생강, 양파, 청주와 함

께 넣고 끓인다.
2. 치커리, 래디시는 깨끗이 씻어 치커리는 손으로 뜯고, 래디시는 칼집을 넣어 모양을 낸다.
3. 프렌치드레싱 만들기: 그릇에 같은 분량의 식물성 기름과 식초를 넣고 젓다가 소금, 후춧가루, 다진 파슬리를 넣어 잘 젓는다.
4. 3에 양파즙과 포도주를 붓고 골고루 섞는다. 양파즙과 포도주는 쇠간의 독특한 냄새를 없애 주는 역할을 한다.
5. 손질한 간을 프렌치드레싱에 30분 정도 재워 두었다가 접시에 담고 치커리와 래디시를 곁들이면 된다.

간 튀김

■ **재료**

쇠간(돼지 간)200g, 우유 반 컵, 술 한 큰 술, 참기름, 후춧가루, 소금, 녹말가루, 식물성 기름, 파슬리 약간.

■ **만들기**

1. 간의 얇은 막을 벗기고 물에 담가 핏물을 뺀다. 생간은 간 특유의 비릿한 냄새가 나므로 우유에 10분 정도 담가 냄새를 없앤다.
2. 간을 한 입 크기로 넣어 납작하게 썰어 술, 참기름, 후춧가루, 소금을 넣고 고루 주물러 간이 배도록 양념한다.
3. 넓적한 그릇에 녹말가루를 담아 양념한 간을 한 조각씩 넣어 앞뒤로 골고루 녹말 가루를 입힌다.

4. 기름이 180도로 끓으면 녹말가루를 입힌 간을 튀긴다.

간 케첩 볶음

■ **재료**

쇠간(돼지 간) 100g, 참기름, 술 3g, 소금, 후춧가루 약간, 양파 20g, 붉은 고추, 풋고추 8g씩, 표고버섯 15g, 다진 마늘 약간. 식물성 기름 8g, 토마토케첩 10g.

■ **만들기**

1. 간의 핏물을 빼고 채에 넣고 소금을 넣고 흔들어 씻는다. 한 입 크기로 납작히게 썰어 참기름, 술, 후춧가루, 소금으로 약하게 밑간을 한다.
2. 당근을 길이로 반 가른 다음 얇고 어슷하게 썬다. 양파는 폭 2cm 크기로 썰고 고추는 어슷하게 썬다. 표고버섯은 물에 불렸다가 갓만 물기를 꼭 짜 놓는다.
3. 프라이팬에 기름을 두르고 다진 마늘을 볶는다. 기름에서 마늘 향이 우러나면 당근, 양파, 고추, 버섯을 넣고 끓이다가 물러지면 토마토 케첩을 넣는다. 케첩과 야채가 보글보글 끓으면 손질해 놓은 간을 넣고 볶는다. 소금으로 심심하게 간을 한다.

■ 고핵산 식이 요법6: 순무 요리

핵산은 외부로부터의 음식물 섭취로 생성됨은 물론 체내에서도 합성된다. 핵산의 체내 합성은 탄수화물이나 단백질 등의 영양소에 의해 가능하다. 그런 의미에서 핵산은 비타민과 같은 필수 영양소가 아니라 체내에서 지급되는 호르몬과 같다.

그러나 몸 속애서 합성되는 핵산은 나이를 먹으면서 줄어든다. 그 양이 어느 정도인지 확실히 알 수는 없지만, 그로 인해 몸의 노화 현상이 나타난다. 부족해지는 핵산을 보충하기 위해서는 고핵산 식품을 많이 섭취하여 체내의 핵산 합성을 촉진해야 한다.

고핵산 식이 요법의 여섯 번째 실천은 주 1회나 2회 정도 순무를 섭취하는 것이다.

순무는 다른 야채와 마찬가지로 핵산의 함유량이 그다지 많지 않다. 그러나 고핵산 식이 요법에서는 매우 중요한 위치를 차자하고 있다.

왜냐 하면 핵산이 우리 몸 속에서 합성될 때 필요한 아미노산이 들어 있기 때문이다. 또한 무에는 뇌의 기능을 높여 주는 중요한 영양소도 포함되어 있다.

순무 찜

■ **재료**

순무 여섯개, 생선(넙치, 농어, 옥돔 등) 네 토막, 소금 2분의 1 작은 술, 술

4분의 1컵, 달걀 한 개, 소금 3분의 1 작은 술, 미나리 약간 두 작은 술.

소(속)재료: 맛국술 한컵, 소금 4분의 1 작은 술, 국간장, 청주 1 작은 술, 녹말가루 한작은 술, 물 두작은 술.

■ **만들기**

1. 생선은 소금을 뿌린다. 냄비에 술과 물 4분의 1컵을 부어 끓으면 생선을 나란히 놓고 뚜껑을 덮어 4~5분간 끓인다.
2. 순무는 껍질을 벗겨 강판에 갈아서 가볍게 물기를 뺀다.
3. 달걀은 노른자와 흰자로 나누어 흰자는 거품기로 거품을 내고, 노른자는 소금과 2를 넣어 섞은 다음 흰자와 함께 잘 섞는다.
4. 그릇에 생선을 담아 3을 끼얹고, 찜통에서 김이 나면 넣어서 4~5분간 찐 다음 미나리를 얹는다.
5. 냄비에 소(속) 재료를 합쳐서 넣어 끓이다가 물에 탄 녹말을 넣어 걸쭉하게 되면 4에 붓는다.

순무와 튀긴 두부 샐러드

■ **재료**

순무 세개, 튀긴 두부 두 모, 햄 넉장, 마요네즈 두큰 술, 청주 한 큰 술, 양상추 넉장, 소금, 후추.

■ **만들기**

1. 순무는 껍질을 벗겨 5mm 두께로 잘라 채를 썬다.
2. 튀긴 두부는 양 면을 살짝 구워 가늘게 썰고, 햄은 채를 썬다.

3. 마요네즈와 술을 섞어 후추로 간을 한 다음, 1과 2를 섞어 양상추 위에 올려 놓는다.

순무 연어 김치

■ **재료**

순무 여섯개, 순무의 잎 한 개 분량, 소금에 절인 연어 두 토막, 다시마 약간.

■ **만들기**

1. 순무는 줄기를 1cm 정도 남기고 껍질을 벗긴다. 세로로 3쪽으로 자르고 각각 두께의 절반 정도로 칼집을 넣는다. 잎은 깨끗이 씻어 물기를 뺀다.
2. 연어는 껍질과 뼈를 없애고, 얇고 어슷하게 포를 뜬다(냉동고에서 약간 얼리면 자르기 쉽다). 다시마는 물에 적셔 부드럽게 만들고 5cm 정도 길이로 자른다.
3. 순무의 칼집을 낸 곳에 연어를 넣는다. 용기 밑에 1의 잎을 깔고 순무를 놓는 식으로 번갈아 가며 놓고 나서 맨 위에 다시마를 놓는다. 묵직한 돌을 얹어 눌러서 하룻밤을 재워 둔다.

■ 고핵산 식이 요법7: 콩요리

예부터 콩은 '밭에서 나는 소고기'라고 일컬을 정도로 영양이 우수한 식품으로 알려져 있다.

따라서 고핵산 식이 요법에서 빠뜨릴 수 없는 식품이라고 말할 수 있다.

콩에는 비타민 B, E, 니아신, 판토텐산, 엽산 등의 영양분이 있다. 이 중에서 고핵산 식이 요법과 관련하여 특히 중요한 것이 비타민 E 즉, 토코페롤이다.

비타민 E는 몸의 노폐물이 산화되는 것을 막기 때문에 젊어지게 하는 비타민이라고도 한다.

또 동물의 생산 기능에도 작용하며, 이것이 부족하면 불임증이나 정자 형성의 기능 퇴화 등의 장애를 일으킨다. 그리고 칼슘과 칼륨, 마그네슘 등의 미네랄 함유량도 많다. 칼슘은 뼈의 성분도 되지만 충분히 섭취하면 심장병과 고혈압, 신장 결석을 예방한다.

반대로 칼륨이나 마그네슘이 부족하면 신경이 마비되거나 쉽게 흥분하는 증세가 나타나기도 한다.

고핵산 식이 요법의 일곱 번째 실천은 주1회나 2회 콩류를 섭취하는 것이다. 이미 말한 것처럼 콩은 밭에서 나는 쇠고기라고 할 정도로 많은 단백질을 가지고 있다. 날씬해지기 위해, 혹은 콜레스테롤 수치를 낮추기 이해 육류를 피하고 있는 사람들에게 콩은 귀중한 단백질 보급원이 된다.

한 실험을 소개한다.

쥐를 두 그룹으로 나누어, 한쪽 그룹에는 단백질원으로 콩을 먹이고 다른 한쪽에는 소고기를 먹여 여러 가지 운동 기능을 조사하였다.

소고기를 먹은 그룹은 콩을 먹은 쥐에 비해 순발력은 뛰어났지만 지구력이 떨어졌다.

또 두 그룹의 쥐를 물에 넣었더니 소고기를 먹은 쥐는 15분 만에 기운을 잃고 말았지만, 콩을 먹은 쥐는 45분, 즉, 소고기를 먹은 쥐보다 세 배나 오래 헤엄쳤다. 이것은 콩에 포함되어 있는 풍부한 핵산의 효과 때문이라 할 수 있다.

콩비지 찌개

■ 재료

흰콩 두컵, 돼지 갈비 300g, 김치 6분의 한 포기, 깨소금, 참기름, 후춧가루 약간, 양념장(진간장 세큰 술), 다진 파 두큰 술, 다진 마늘 한 큰 술, 붉은 고추, 다진 풋고추 한 큰 술, 깨소금 한 큰 술, 참기름 2분의1 큰 술)

■ 만들기

1. 흰콩은 깨끗이 씻어 충분히 물에 담가 불린다. 통통하게 불면 찬물에 헹궈가며 손으로 비벼 껍질을 벗긴다.
2. 돼지 갈비는 잘게 토막을 친 뒤 찬물에 담가 핏물을 뺀다. 핏물이 거의 빠지면 깨끗이 씻어 빨리 익도록 군데군데 칼집을 낸다.
3. 김치는 속을 털어 내고 물기를 짠 뒤에 잘게 썰어 다진 파, 다진 마늘, 참기름, 깨소금, 후춧가루를 넣고 양념한다.
4. 통통하게 불린 콩을 믹서에 넣고 갈 수 있을 정도로만 물을 부어 곱게 간다.

5. 달군 냄비에 기름을 두르고 손질한 돼지 갈비를 볶다가 김치를 넣고 같이 볶으면서 양념을 한 다음, 물을 자작하게 붓고 푹 끓인다.
6. 갈비가 푹 무르고 국물 맛이 충분히 우러나면 콩비지를 넣고 뚜껑을 덮은 채 비지가 익을 때까지 젓지 않고 끓인다. 붉은 고추 다진 것을 찌개 위에 얹고 불에서 내린다.

콩 샐러드

■ **재료**

흰 강낭콩 두 컵, 햄 100g, 샐러리 두 대, 당근3분의 1개, 토마토 한 개, 치커리, 파슬리, 포도 프렌치 과일 드레싱(식물성 기름 네큰 술, 식초 두큰 술, 소금 한 작은 술, 체리 한 개, 파인애플 반 개, 키위 4분의 1개, 오렌지 주스 세큰 술, 설탕 한 작은 술)

■ **만들기**

1. 흰 강낭콩은 하루 정도 충분히 불린 다음 부드러워지도록 푹 삶는다.
2. 햄은 콩의 3분의 1정도 크기로 네모나게 썰고, 샐러리는 억센 껍질을 벗기고 햄 크기로 썬다. 토마토는 씨를 뺀 다음에 8~16등분하고 치커리는 손으로 깨끗이 씻어 손으로 뜯어 둔다.
3. 체리, 파인애플, 키위는 각각의 형태가 구분될 정도의 크기로 썬다. 그리고 식물성 기름, 식초, 소금을 잘 섞어 프렌치드레싱을 만든 다음에 과일과 오렌지 주스, 설탕을 넣고 골고루 젓는다.
4. 치커리와 토마토를 돌려 담고 햄, 샐러리, 당근을 가운데에 담은 후 콩

을 얻어 낸다. 드레싱은 먹기 전에 끼얹는다.

두부 탕수

- **재료**

두부 반 모, 고구마 반 개, 녹말가루, 식물성 기름 조금, 소스(피망) 한 개, 목이버섯 세 개, 녹말가루 세 큰 술, 다시마(사방 10cm, 물 한 컵, 진긴장 한큰 술, 설탕 한 큰 술, 식초 1과 2분의 1 큰 술, 소금 약간)

- **만들기**

1. 두부는 한 입 크기로 네모나게 썰어 소금을 솔솔 뿌려 둔다. 고구마도 껍질을 벗기고 두부와 같게 썬다.
2. 피망은 깨끗이 씻어 꼭지를 떼고 반을 잘라 씨를 턴 다음 한 입 크기로 어슷하게 썬다. 목이버섯은 미지근한 물에 불려 큼직하게 썬다.
3. 귤은 껍질을 벗겨 한 쪽씩 떼어 놓는다. 녹말가루는 물 6큰 술에 풀어 놓는다. 다시마는 깨끗이 씻어 팔팔 끓는 물 한 컵을 넣고 살짝 끓여 다시마는 건지고 국물은 받아 둔다.
4. 프라이팬에 기름을 넉넉히 두르고 뜨거워지면 두부에 녹말가루를 고루 입혀 지져 내는 것처럼 튀긴다. 고구마는 그냥 튀긴다.
5. 양념은 준비한 다시마 국물에 진간장을 넣어 색을 내고 설탕, 식초, 소금을 넣어 간을 맞춘 다음, 팔팔 끓으면 준비한 피망, 목이버섯, 귤을 넣고 끓인 후 녹말풀을 풀어 걸쭉하게 만든다.
6. 접시에 튀긴 두부와 고구마를 담고 뜨거운 소스를 뿌린다.

■ 고핵산 식이 요법8: 야채 요리

고핵산 식이 요법의 기본은 고핵산 식품 섭취에 있다. 하지만 아무리 핵산을 많이 섭취하더라도 그 작용을 돕는 영양소가 몸 속에 없다면 핵산은 제 기능을 발휘하지 못할 것이다.

극단적으로 말해서 핵산을 많이 섭취해야 한다면 핵산을 추출한 정제를 먹으면 될 것이다. 그러나 인간의 신체 기능은 다양한 영양소들이 관계하고 서로 작용함으로써 비로소 정상적인 상태를 유지한다.

고핵산 식이 요법의 여덟 번째 실천은 매일 아스파라거스, 래디시, 시금치, 양송이, 양배추 중 어느 한 가지를 먹는 것이다. 이들 식품은 야채들 중에서 핵산치가 비교적 높은 것들이다. 게다가 야채류에는 각종 비타민, 미네랄이 풍부하다.

예를 들면 시금치에는 비타민A,C, 철분, 엽산이 많고, 양송이에는 비타민 B2, 사람의 몸에 없어서는 안 될 것들이다. 래디시에는 인(燐)등 다양한 영양소가 포함되어 있다. 모두 사람의 몸에 없어서는 안 될 것들이다.

비타민 A가 부족하게 되면 피부와 시력이 약해지고, 비타민 C와 철분을 충분히 섭취하면 빈혈을 예방할 수 있다. 또 비타민 2는 아미노산과 지방 탄수화물을 대사시키고, 인(燐)은 혈액을 중화하거나 비타민 B1, B2 등과 결합해 보효소가 되며, ATP를 만들어 몸의 신진 대사 에너지를 돕는다.

양송이 샐러드

■ **재료**

양송이버섯 40g, 양배추 30, 양파 10g, 파슬리 5g, 소스(양겨자 2g, 식초 30g, 소금 약간)

■ **만들기**

1. 양송이버섯은 뿌리에 묻어 있는 모래를 조심스럽게 털어 내고 깨끗이 씻어 물기를 없앤 후 세로로 썰어 냉장고에 넣어 둔다. 양배추는 한 잎씩 흐르는 물에 씻어 한 입 크기로 뜯어 놓는다. 양파와 파슬리도 깨끗이 씻어 곱게 다진다.
2. 양념은 같은 분량의 양겨자, 소금, 식초, 식물성 기름을 한데 넣고 골고루 섞는다.
3. 만들어 놓은 양념에 다진 양파를 넣어 섞는다.
4. 우묵한 그릇에 양배추를 돌려 가며 담은 후 냉장고에 넣어둔 양송이버섯을 그득하게 담아 양념을 끼얹는다. 그 위에 다진 파슬리를 뿌려 장식한다.

시금치국

■ **재료**

시금치 100g, 모시조개 여섯 개, 소고기 30g, 고추장 한 큰 술, 실파 두뿌리, 마늘 두 쪽, 소금, 간장, 화학 조미료 약간.

■ **만들기**

1. 시금치는 뿌리를 다듬어 깨끗이 씻는다. 끓는 소금물에 뿌리 쪽부터 넣고, 뚜껑을 연 채 파랗게 데쳐 찬물에 헹군다. 모시조개는 솔로 문질러 씻어 연한 소금물에 담가 둔다.
2. 소고기는 선홍색의 살코기로 준비하고, 실파는 깨끗이 다듬어 길이 5cm로 썰고 마늘은 곱게 다진다.
3. 냄비에 납작하게 썬 고기와 고추장을 넣어 볶는다. 고기에 고추장이 고루 배고, 또 달라붙지 않도록 나무주걱으로 저어 준다.
4. 고기가 어느 정도 익으면 물을 부어 끓인다. 팔팔 끓으면 해감을 토해 낸 모시조개를 넣어 맛이 어우러지도록 한다. 조개 입이 벌어질 때까지 끓인다.
5. 국물이 팔팔 끓을 때 데친 시금치를 넣어 살짝 끓인다. 싱거우면 고추장이나 간장으로 간을 맞춘다.
6. 길쭉하게 썬 파와 다진 마늘을 넣는다. 시금치가 너무 무르지 않도록 끓으면 얼른 불에서 내려 그릇에 담아낸다.

아스파라거스 오징어 볶음

■ **재료**

아스파라거스 두다발(300g), 물오징어 150g, 술 한 작은 술, 생강즙 2분의 1 작은 술, 녹말가루 2분의 1 작은 술, 샐러드기름 두큰 술, 양념 한 큰 술, 설탕 한 작은 술, 소금 2분의1 작은 술)

■ **만들기**

1. 아스파라거스는 2분 정도 가볍게 삶아 소쿠리에 펴서 식힌 후 4cm 크기로 썰어 술, 생강즙을 뿌린다.
2. 오징어는 껍질 쪽에 가로 세로로 칼집을 내고 폭 2cm, 길이 4cm로 썰어 술, 생강즙을 뿌린다.
3. 양념을 하여 섞어 놓는다.
4. 프라이팬에 기름 1큰 술을 붓고 뜨겁게 한 다음, 오징어에 녹말가루를 묻혀서 재빨리 볶아낸다.
5. 같은 냄비에 남은 기름을 더 부어 아스파라거스를 볶고, 오징어를 넣은 다음 양념을 넣고 전체를 볶아 낸다.

양배추용 새우 볶음

■ **재료**

양배추 500g, 파 한 대, 생강 큰 것 한 쪽, 새우 열두마리, 소금 약간, 녹말가루 1과 2분의 1 큰 술, 샐러드 기름 두 큰 술, 양념(소금 3분의 2작은 술, 수프 가루 3분의 1 작은 술, 후춧가루약간, 물 세큰 술, 술. 참기름 한 큰 술씩), 튀김기름.

■ **만들기**

1. 양배추는 송이를 작게 나누어 소금을 약간 넣은 물로 삶는다.
2. 파는 길이 2cm, 생강은 껍질을 벗겨 얄팍하게 썬다.
3. 새우는 꼬리를 남기고 껍질을 벗긴 다음, 등을 갈라 모래집을 없애고 꼬리 끝은 V자 모양으로 자른다. 소금을 약간 뿌리고 녹말가루를 묻

힌다. 튀김기름을 180도 C쯤 되게 하여 새우를 튀긴다.
4. 양념의 재료를 섞는다.
5. 프라이팬에 샐러드기름을 넣어서 뜨겁게 하여 생강을 넣고 가볍게 볶은 후 1~3까지의 재료를 넣고 높은 온도에서 재빨리 볶은 후 4의 양념을 넣어서 끓으면 녹말 물을 섞는다.

 2. 고핵산 식이요법의 효과를 높이는 세 가지 원칙

이상의 8가지 실천 항목이 고핵산 식이 요법의 전부이다. 만일 매일 정어리를 먹고 싶다면 그렇게 해도 상관이 없다. 일 주일에 하루나 이틀은 생선이 아니라 고기를 먹어야 할 사정이 있다면 그것도 괜찮다. 규칙에는 예외가 있는 법이다.

그러나 고핵산 식이 요법을 행하는 이상 다음의 세 가지 사항은 반드시 지켜야 한다.

고핵산 식이 요법의 효과를 높이는 첫 번째 원칙은 물을 많이 섭취하라는 것이다. 이것을 지키지 않으면 혈액 요산치기 높아져 장애가 일어날 가능성이 있다. 신장 결석과 통풍이 그것이다.

성인의 하루 소변의 양이 약 1L라면 고핵산 식이요법을 행하는 사람은 그 배인 2L 정도의 물을 섭취해야 한다. 즉 평소보다 많이 마셔야 한다. 메일 적어도 4컵 정도의 물을 매일 마셔야 한다.

왜 핵산이 그러한 병을 유발하는가?

이유는 핵산의 일부가 몸 속에서 분해되어 요산으로 바뀌기 때문이다. 요산은 혈액 속에 녹아 나오는데 그 농도가 높아지면 결정을 만들기 쉽다. 그 결정이 관절에 장애를 일으키는 것을 통풍이라 하고, 신장에 생겨 장애를 일으키는 것을 신장 결석이라고 한다.

건강한 사람이라면 어떤 고핵산 식품을 먹어도 이상이 없지만, 혈액 속의 요산치가 높은 사람의 경우 이 같은 장애가 일어난다. 그래서 물을 많이 마셔 혈액 속의 요산을 몸 밖으로 내보내야 하는데, 주로 오줌으로 배설된다. 같은 수분이어도 땀으로는 배설되지 않는다.

따라서, 더운 여름철에는 다른 때처럼 4컵 분량의 물을 마셨어도 땀으로 많이 배출되어 오줌의 양이 줄어들기 때문에 1~2컵의 물을 더 마시는 것이 좋다.

그러나 식사 중에는 마시지 않아야 한다. 위액이 묽어져 음식을 소화시키는 능력이 떨어지기 때문이다.

주의해야 할 것은 지금까지 권장한 고핵산 식품의 대부분은 의사가 통풍 환자들에게 금하고 있는 것들이다. 그러나 의사의 철저한 진단 하에 고핵산 식이 요법을 실행하다면 오히려 통풍의 치료에 효과를 볼 수도 있다.

물론 통풍 환자뿐만 아니라 의사에게 진료를 받고 있는 사람이라면 반드시 의사의 지시에 따라야 한다. 특히 다른 식이 요법을 하고 있다면 더 말할 것이 없다.

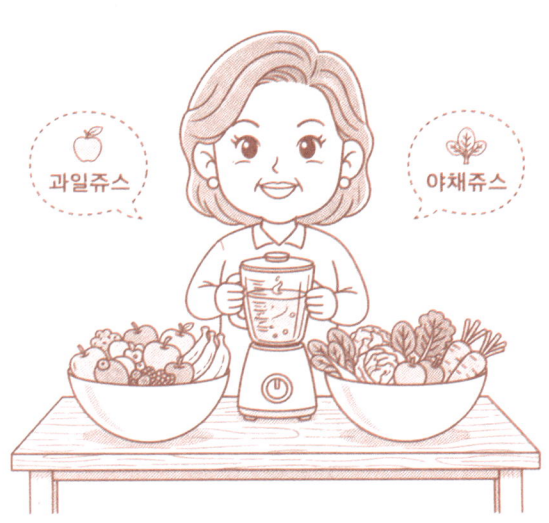

    고핵산 식이 요법의 효과를 높이는 두 번째 원칙은 우유를 많이 섭취하라는 것이다.

    고핵산 식이 요법을 실행하고 있는 사람에게 우유는 단순히 수분을 보충하는 그 이상의 의미가 있다. 우유는 알칼리성 식품이기 때문에 혈중 요산치가 증가하는 것을 예방한다. 그리고 우유에는 각종 미네랄이 풍부하게 있으므로 일석 이조인 셈이다. 때문에 매일 두 컵의 우유는 마셔야 한다.

    같은 우유라도 탈지유가 더 좋다. 지방을 제거한 탈지유(저지방우유)를 마시는 이유는 살이 찌지 않기 위해서이다. 일반 우유 두 컵에는 약 200칼로리 정도의 열량이 포함되어 있지만, 탈지유는 그 절반 수준이다. 하지만 영양가는 별 차이가 없다.

그러므로 일반 우유를 잔뜩 마셔 포만감으로 인해 중요한 핵산 식품을 먹지 못하는 것은 어리석은 일이다. 우유 자체에는 핵산이 전혀 포함되어 있지 않다.

고핵산 식이요법의 효과를 높이는 세 번째 원칙은 매일 한 잔의 과일 주스나 야채 주스를 마시라는 것이다.

과일, 야채 주스는 우유와 마찬가지로 알칼리성이기 때문에 역시 혈중 요산치가 증가하는 것을 예방한다. 동시에 과일이나 야채에 포함되어 있는 각종 비타민이 음식물에서 얻은 야채의 섭취 효과를 더 높여 준다.

한편, 시중에서 판매하는 주스는 피하는 것이 좋다. 시간이 지나면 산화되어 비타민류가 파괴되기 때문이다.

따라서 믹서 등을 이용해 직접 만들어 먹는 것이 가장 이상적이다. 이렇게 하면 비타민류는 거의 파괴되지 않고 흡수할 수 있다. 그리고 만든 지 하루 이내에 마시도록 한다.

주스를 만드는 재료로 적당한 과일은 사과, 귤, 복숭아, 바나나, 딸기, 파인애플, 포도, 레몬 등이다. 야채로는 양배추, 인삼, 샐러리, 토마토, 아스파라거스, 무, 양상추, 퍼슬리 등이 적당하다.

이상의 세 가지 주의 사항을 철저히 지켜 고핵산 식이요법을 시작한다면 분명히 원하는 결과를 얻을 것이다.

그 외의 사항은 원칙에서 조금 벗어나도 상관 없다. 자신이 좋아하는 대로, 좋아하는 요리를 먹으면서 식이 요법을 즐겨 보기 바란다.

 3. 비타민제의 병용, 효과를 배로 높인다

    고핵산 식이 요법의 효과를 높이고자 하는 사람에게 일러 두고 싶은 것이 또 한 가지 있다.

    어떤 미국인 의사가 "미국인은 세상에서 제일 비싼 오줌을 눈다"라고 말했다. 많은 미국인들이 거의 매일 각종 비타민을 먹기 때문이다.

    확실히 오늘날에는 각기병이나 괴혈병 등과 같은 비타민 결핍으로 인한 질병에 시달리는 경우가 많다. 그렇다고 비타민제를 대량으로 섭취하여 더 큰 효과를 기대해서는 안 된다. 오히려 과도한 양을 섭취하여 역효과를 일으키는 경우도 있기 때문이다.

    비타민은 자기 혼자서는 결코 작용하지 않는다. 비타민은 어디까지나 다른 영양소나 효소의 작용을 돕는 매개체이다.

    다음은 비타민 대량 투여에 대한 서로 다른 임상 보고 내용이다.

    라이너스 폴링 박사는 비타민C의 대량 투여는 감기의 치료법으로 효과가 있다고 발표했다. 5년 뒤, 미국 공중 위생 사무국의 조사에 따르면 비타민 C의 대량 투여 결과 나바호족(아메리칸 인디언) 아이들이 감기에 걸려 있는 시간을 약 30% 단축시켰다고 한다.

그 뒤 캐나다의 한 유명한 의학자는 감기 초기에 대량의 비타민 C를 투여하면 감기가 빨리 낫기는 하지만, 감기의 예방에는 거의 아무런 도움도 되지 않는다고 말했다.

한편, 〈미국 의학회 저널〉지의 기시에 따르면 과거 35년 간 발표된 모든 연구 보고는 비타민 C의 대량 투여 효과를 증명하지 못한 것으로 나타났다.

또한, 미국의 보건 사회부는 이 대량 투여한 분량의 10배에서 12배의 비타민 C를 복용해도 몸에 주는 영향이 없다고 밝혔다. 비타민 C 이외의 다른 비타민에 대해서도 비슷한 논란이 있다.

도대체 어떤 주장을 따라야 하는가? 과연 대량의 비타민제를 먹음으로써 단순히 비싼 오줌만 누는 것인가? 아니면 건강 수준을 높이고 있는 것인가?

최선의 해답은 우리가 비타민제와 함께 어떤 식품을 먹느냐에 달려 있다. 지금까지 많은 사람들에게 고핵산 식이 요법을 지도해 온 결과 비타민제를 먹지 않아도 충분한 효과를 볼 수 있었다. 물론 비타민제를 병용한 경우 더 뛰어난 효과가 있었다.

결론을 말하자면 보통 식사를 하는 사람은 비타민제를 많이 먹더라도 건강에 미치는 효과는 그다지 크지 않았다는 점이다.

그러나 고핵산 식이 요법을 실천하고 있는 사람이라면 뚜렷한 효과를 볼 수 있다. 비타민과 핵산이 서로 상승 작용을 하여 각각 단독으로 섭취하는 것보다 몇 배의 효과가 있기 때문이다.

 4. 외식할 때도 음식을 가려 먹는다

고핵산 식이 요법은 1주일을 단위로 한다. 보통 1주일에 21회 먹는 식사 중 고핵산 식이요법이 적용되는 것은 8~10회이다. 따라서 바쁜 일정이더라도 어렵지 않게 수행할 수 있을 것이다.

고핵산 식이 요법은 자신이 직접 준비하고 조리한 핵산 식품으로 하는 것이 중요하다. 그러나 여건상 모든 사람이 하루의 식사를 세 번 다 집에서 할 수는 없다. 오히려 밖에서 식사를 하는 경향이 날로 많아지고 있다.

대체로 1주일에 몇 번이나 외식을 하는가?

주로 간단히 먹는 아침 식사를 제외하고 칼로리 계산을 할 수 있을 만한 실질적인 식사 중 3분의 1 정도를 외식으로 해결하고 있다면, 당신은 진지하게 외식 메뉴를 선택하는 방법을 고려해야 한다.

만약 1주일의 식사 중 절반 이상을 외식으로 해결한다면 당신은 '외식 영양학'에 대한 전문가가 되어야 할 필요가 있다. 그렇게 하지 않는다면 영양의 균형이 깨져, 피부에 윤기가 없어지는 등 노화가 빨라질 뿐이다.

그렇다고 식사 때마다 어려운 칼로리 영양 분석을 할 필요는 없다. 고핵산 식품을 많이 섭취하도록 하면 된다.

노화를 막는 핵산이야말로 고핵산 식이 요법의 뼈대이다. 그러나 핵산이 어떤 식품에 포함되어 있는지 제대로 알고 있는 사람은 드물다.

왜냐 하면 지금까지의 영양학에서는 핵산이 철저히 무시되고 있었기 때문이다. 핵산이라고 하면 으레 생화학자나 분자 생물학자가 실험실 합성하는 물질, 즉 영양학과는 전혀 무관한 것으로 알았다

그러나 연구에 의하면 우리의 몸을 구성하고 있는 기본 단위인 세포의 활동을 조절하는 가장 중요한 물질이 바로 핵산이다. 따라서 핵산을 많이 포함하고 있는 음식을 먹게 되면 우리 몸의 세포 하나하나를 활성화하여 젊음을 유지할 수 있게 해 준다.

핵산은 나이를 말해 주는 늘어진 피부와 주름에 긴장과 탄력을 주고, 빠지거나 가늘고 약해진 머리카락을 풍부하고 건강하게 만들어 준다. 그런가 하면 약해지기 시작한 체력을 젊었을 때처럼 건강하게 해 주고 무너지기 시작한 몸매를 바로잡아주기도 한다.

따라서 어디서 어떤 식사를 하더라도 핵산이 많이 함유된 음식을 먹어야 한다.

정어리, 연어, 송어, 대구, 다랑어, 청어, 넙치 등의 어류와 그 밖의 잔 생선류, 대합, 모시조개, 굴, 게, 오징어, 새우 등의 해물류. 간(소,

돼지, 닭), 닭고기 등의 육류, 대두, 완두, 강낭콩 등의 콩류, 양송이, 표고버섯 등의 버섯류, 순무, 무, 시금치, 양파, 파 등의 야채류가 대표적인 핵산 식품들이다.

가정에서 요리를 할 때도 이들 고핵산 식품을 많이 이용하도록 해야 한다. 또 핵산은 열을 가해도 거의 분해되지 않기 때문에 조리법은 어떤 것이든 상관 없다.

그 밖에 소고기와 돼지고기에도 핵산이 비교적 풍부하게 포함되어 있지만 지방과 콜레스테롤이 너무 많으므로 삼가는 것이 좋다.

다음은 핵산 식품을 섭취할 때의 몇 가지 주의 사항이다.
- 콜레스테롤의 축적을 피하기 위해서는 돼지기름이나 소기름 등의 동물성 기름보다는 샐러드유, 면실유로 만든 요리를 선택한다.
- 고혈압을 예방하기 위해서는 염분, 화학 조미료를 많이 쓰지 않은 것을 선택한다.
- 비타민, 미네랄류를 섭취하는 동시에 체내의 혈중 요산치기 증가하는 것을 예방하기 위해서 야채를 많이 먹는다.

 # 5. 고핵산 식이 요법을 직접 체험해 보자

건강하다는 것은 지극히 자연스러운 상태이다. 건강에 이상이 생겼을 때 약에 의존하여 일시적인 효과를 누리기보다 근본적인 치료가 필요하다. 그 방법이 바로 음식 조절을 통한 식이 요법이다.

식이 요법은 약효가 강한 반면에 위험할 수도 있는 약에 비해 효과가 뛰어나면서 훨씬 안전하다.

좋은 식사가 건강에 필수적인 조건이라는 것은 누구나 인정하고 있다. 좋은 식사는 건강을 유지하게 할 뿐만 아니라, 병을 치료하는 데도 효과가 있다. 동시에 노화를 막고 젊음을 유지시켜 준다.

좋은 식사란 다름 아닌 고핵산 식품이나 핵산을 보충하는 다양한 영양분을 섭취하는 것이다. 이에 대해서는 이미 자세하게 언급했다.

그리고 핵산 식품이 얼굴과 피부, 머리, 몸에 어떤 효과를 가지고 오는지에 대해서도 말했다. 나아가 고핵산 식이 요법이 실제로 병을 치료하고 건강을 되찾게 한 예도 많이 소개했다.

고핵산 식이 요법은 병을 치료하거나 예방하는데 있어서 약을 사용하는 것 이상의 효과를 발휘한다. 이제 당신도 고핵산 식이 요법을 직접 체험해 보도록 하라.

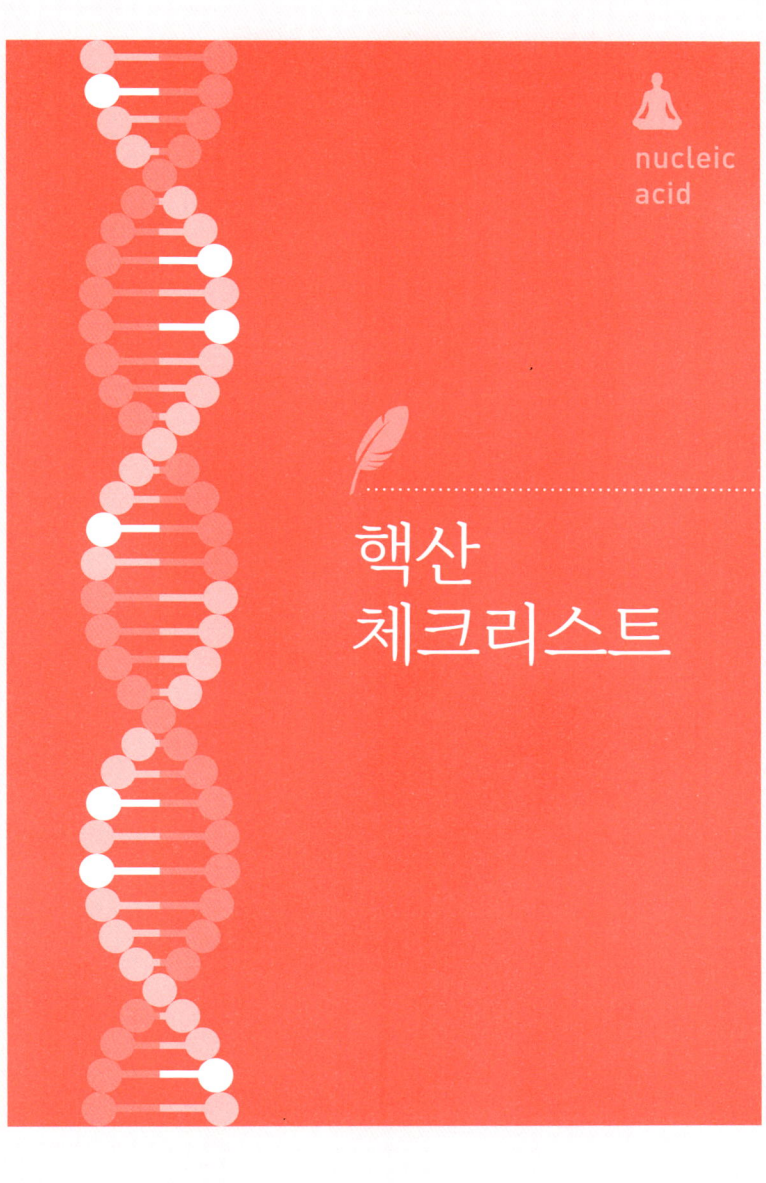

핵산 체크리스트   년   월   일

핵산 체크리스트　　　　　　　년　　　월　　　일

핵산 체크리스트   년   월   일

핵산 체크리스트

년   월   일

핵산 체크리스트   년   월   일

핵산 체크리스트

년   월   일

핵산 체크리스트   년   월   일

핵산 체크리스트   년   월   일

핵산 체크리스트　　　　　　년　　월　　일

핵산 체크리스트　　　　　　년　　월　　일

핵산 체크리스트 　　　　　　　　　　년　　　월　　　일

핵산 체크리스트

년   월   일

핵산 체크리스트　　　　　　년　　월　　일

핵산 체크리스트   년   월   일

핵산 체크리스트　　　　　년　　월　　일

핵산 체크리스트

년   월   일

핵산 체크리스트   년   월   일

핵산 체크리스트

년   월   일

핵산 체크리스트

년　　월　　일

핵산 체크리스트

　　　　　　　　　년　　　월　　　일

핵산 체크리스트   년   월   일

핵산 체크리스트　　　　　　　년　　월　　일

핵산 체크리스트

년   월   일

핵산 체크리스트

년   월   일

핵산 체크리스트   년   월   일

핵산 체크리스트   년   월   일

핵산 체크리스트   년   월   일

핵산 체크리스트

년   월   일

핵산 체크리스트   년   월   일

핵산 체크리스트　　　　　년　　월　　일

핵산 체크리스트   년   월   일

핵산 체크리스트   년   월   일

핵산 체크리스트

년   월   일

핵산 체크리스트   년   월   일

핵산 체크리스트   년   월   일

핵산 체크리스트   년   월   일

핵산 체크리스트   년   월   일

핵산 체크리스트　　　　　　년　　　월　　　일

핵산 체크리스트

년   월   일